AF326802

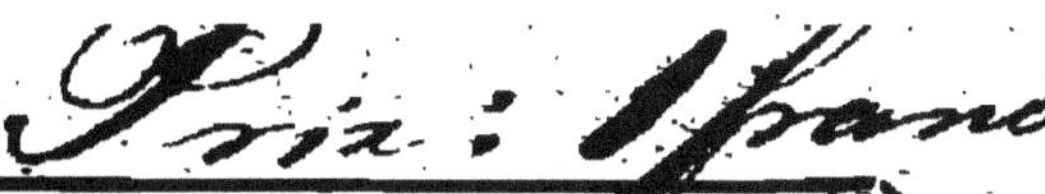

DE LA SANTÉ
DES
PETITS ENFANTS

ou

CONSEILS AUX MÈRES

SUR LA CONSERVATION DES ENFANTS PENDANT LA GROSSESSE

SUR LEUR ÉDUCATION PHYSIQUE

DEPUIS LA NAISSANCE JUSQU'A L'AGE DE SEPT ANS

ET SUR LEURS PRINCIPALES MALADIES

PAR

LE Dr L. SERAINE

PARIS

F. SAVY, LIBRAIRE-ÉDITEUR

20, RUE BONAPARTE, 20

DE LA SANTÉ

DES

PETITS ENFANTS

PARIS. — IMP. SIMON RAÇON ET Cⁱᵉ, RUE D'ERFURTH, 1

DE LA SANTÉ

DES

PETITS ENFANTS

OU

CONSEILS AUX MÈRES

SUR LA CONSERVATION DES ENFANTS PENDANT LA GROSSESSE

SUR LEUR ÉDUCATION PHYSIQUE

DEPUIS LA NAISSANCE JUSQU'À L'AGE DE SEPT ANS

ET SUR LEURS PRINCIPALES MALADIES

PAR

LE Dʳ L. SERAINE

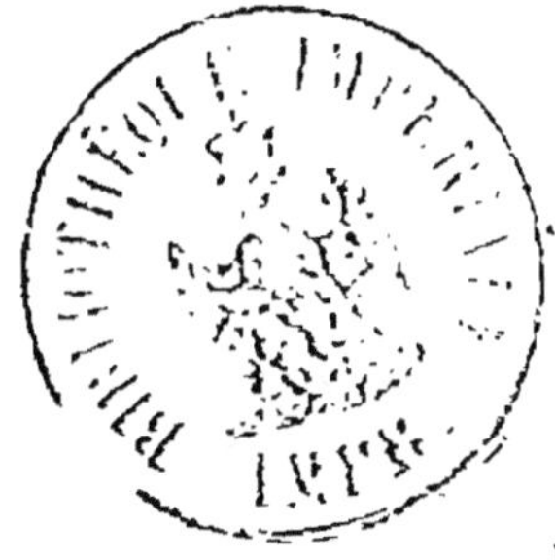

PARIS

F. SAVY, LIBRAIRE-ÉDITEUR

20, RUE BONAPARTE, 20

1860

PRÉFACE

Il existe assurément bien des livres sur l'éducation physique des enfants, et, parmi ceux qui ont été récemment publiés, il y en a d'excellents comme livres de science à l'usage des médecins. Mais, nous regrettons de le dire, de tous ceux que nous connaissons, il n'en est aucun qui nous ait paru véritablement empreint du caractère que doivent avoir les livres destinés aux gens du monde. Cette lacune nous a paru regrettable, et nous avons pensé faire une bonne action en essayant d'écrire sur ce sujet un petit ouvrage qui fût à la portée de toutes les intelligences.

De toutes les connaissances médicales, il n'en est pas qu'il importe plus de répandre que celles qui sont relatives à la santé des petits enfants. Les soins que nécessitent la faiblesse et la délicatesse d'un nouveau-né sont extrêmes et de tous les instants; ils réclament non-seulement l'intelligence la plus complète de ses besoins. mais il faut encore qu'ils soient éclairés par l'amour maternel. Il est donc nécessaire de faire parvenir aux mains de toutes les mères les préceptes acquis par la science sur ce sujet qui les intéresse si fort. Faute de savoir, leur bonne volonté demeurerait presque toujours impuissante, et d'un autre côté la science, elle aussi, a besoin d'être souvent aidée par la clairvoyance maternelle. Comment comprendre après cela qu'il y ait encore des familles assez imprudentes, pour remettre à des mains ignorantes et mercenaires ces chers petits êtres sur lesquels reposent toutes leurs espérances?

Ce livre embrasse tout ce qui intéresse les femmes, aussi bien dans leur personne que dans celle de leurs enfants. Il indique tous les soins qu'elles ont à prendre, depuis le commencement de leur grossesse jusqu'à leur entier rétablissement après les couches, et tous ceux qui doivent être donnés à l'enfant depuis sa naissance jusqu'à l'âge de sept ans.

Il est divisé en quatre parties : la première comprend l'époque de la grossesse; la seconde, celle qui s'étend depuis la naissance jusqu'après le sevrage ; la troisième, celle qui va depuis le sevrage jusqu'à l'âge de six à huit ans; la quatrième, enfin, est consacrée aux maladies de l'enfance.

On conçoit que la première partie ne peut concerner que d'une manière indirecte et médiate les enfants renfermés dans le sein de leurs mères. Aussi est-ce à celles-ci que nous nous adressons alors, pour leur indiquer avec soin tout ce qu'elles doivent savoir afin de se préserver des principaux accidents qui peuvent survenir dans le cours de la grossesse, et leur donner des conseils pour le moment de l'accouchement et pour les jours qui le suivent. La seconde, la troisième et la quatrième parties concernent les enfants d'une manière immédiate.

Nous insistons, après tant d'autres auteurs, sur la nécessité de l'allaitement maternel, et nous pensons avec Plutarque que ce ne saurait être vainement que la Nature a travaillé avec tant de soin les organes où doit s'élaborer la première nourriture de l'enfance, et que si elle les a placés sur la poitrine, c'est qu'elle voulait que la mère, en allaitant son enfant, le couvrît de ses baisers.

Lorsque nous avons commencé ce travail, nous voulions seulement retoucher et compléter un ancien livre de Saucerotte, qui nous avait frappé par la simplicité de sa forme et par sa clarté [1]. Mais nous n'avons pas tardé à reconnaître que, sous les additions et corrections dont ce petit volume avait besoin, presque tout le texte primitif disparaissait, et que, forcément, nous devions garder pour nous toute la responsabilité, après avoir toutefois rendu à Saucerotte les passages qui lui sont empruntés.

A une œuvre modeste comme la nôtre, qui ne vise qu'à l'utilité, il importe avant tout d'être marquée du cachet de l'expérience. Dix années d'une pratique médicale étendue lui donneront sans doute ce ca-

[1] *De la Conservation des enfants*, etc., par le cit. Saucerotte. Un vol. petit in-32, 80 pages. — Paris, an IV.

ractère, qui seul peut gagner la confiance du lecteur. Plaise à Dieu que
nous ayons réussi à publier un livre
utile aux mères de famille et profitable
à la santé des générations nouvelles!
Nous aurons alors atteint le terme de
notre ambition.

L. SERAINE.

Paris, 24 mai

PREMIÈRE PARTIE

DE LA CONSERVATION DES ENFANTS PENDANT LA GROSSESSE, ET DES PRINCIPAUX ACCIDENTS QUI PEUVENT SURVENIR PENDANT SON COURS; HYGIÈNE DE L'ACCOUCHEMENT ET DE LA NOUVELLE ACCOUCHÉE.

CHAPITRE Ier

De la conservation des enfants pendant la grossesse, ou hygiène de la femme enceinte.

1. *Des conditions de santé que doivent réunir les époux; conséquences de l'hérédité.* — Avant d'aborder le véritable sujet de cette première partie, il importe de dire que, parmi les considéra-

tions les plus importantes qui doivent précéder les mariages, il en est une dont l'oubli fréquent contribue pour beaucoup à l'abâtardissement de l'espèce humaine, et prépare à un grand nombre d'enfants une vie inutile, pleine de tristesse et de souffrances : c'est l'oubli des rapports d'organisation que doivent offrir les deux personnes qui se préparent à s'unir. La bonne santé des époux, leurs rapports d'âge et de taille, leurs habitudes de tempérance, leur régularité de mœurs et leur bon caractère, ont sur leurs enfants plus d'influence que beaucoup de personnes ne le croient. Qu'il suffise ici d'indiquer de quel sérieux examen sont dignes les considérations de cet ordre, et de solliciter que jamais elles ne soient mises en oubli. (SAUCEROTTE.)

11. *Combien il importe que les parents aient de bonnes mœurs.* — Rien ne contribue à la santé, à la vigueur des générations, et à leur perfectionnement progressif, comme une vie bien réglée, au physique et au moral. Dès qu'il y a des signes de grossesse, les époux doivent bien se garder d'altérer dans le sein maternel l'existence du fruit de leurs amours. Que les maris soient modérés dans leurs désirs, et qu'ils aient pour leurs femmes les attentions et les égards qu'exige l'état d'un individu doué de deux vies, c'est-à-dire de la sienne et de celle de l'être qu'il doit mettre au jour. Que les femmes encein-tes, au nom de l'amour maternel et de leur propre intérêt, suivent, avec une scrupuleuse exactitude, les conseils de la science et de la raison. (SAUCEROTTE.)

III. *De l'air que doit respirer une femme grosse.* — Une femme grosse doit vivre, autant que possible, dans un lieu tranquille, dans un air pur, et faire renouveler souvent celui de la chambre qu'elle habite; car un air non renouvelé devient très-malsain, et peut causer beaucoup de maladies. Une des preuves les plus sensibles de l'influence de l'atmosphère dans laquelle vit une femme enceinte, c'est que le nombre des crétins a considérablement diminué dans le Valais depuis que les femmes, pour échapper aux funestes influences de l'air vicié des vallées étroites de ce pays, vont passer le temps de leur grossesse dans des lieux élevés, où elles respirent un air sec et pur.

IV. *De la quantité et du choix des aliments.* — Pendant la grossesse, surtout dans les derniers temps, on doit avoir soin de ne pas emplir l'estomac d'une trop grande quantité d'aliments. L'oubli de ce précepte est une source de mauvaises digestions, et pour éviter ce danger, tout en satisfaisant l'appétit, il peut devenir nécessaire de faire des repas plus fréquents.

Une femme enceinte ne doit prendre que des aliments sains; ceux dont elle faisait usage antérieurement à la grossesse, lorsqu'ils sont en rapport avec sa constitution, sont encore ceux qui lui conviennent le mieux alors. Surtout qu'elle ne se livre pas à des appétits dépravés. Il ne faut pas croire, avec le vulgaire ignorant, qu'une femme grosse puisse manger impunément les choses les plus malsaines, les plus indigestes et les plus bizarres, sans en être incommodée : on a des preuves journalières du contraire.

V. *Des boissons*. — Les boissons alcooliques, surtout prises en grande quantité, ont toujours de funestes effets. Chez les femmes enceintes, elles en ont de plus graves encore, puisque, outre la fâcheuse influence qu'elles peuvent avoir sur leur santé, elle peuvent transmettre aux enfants de funestes prédispositions.

S'il se manifeste quelque apparence de perte de sang, il faut faire usage d'aliments farineux et mucilagineux, et boire d'une légère décoction de riz. C'est particulièrement s'il y a déjà eu du sang perdu qu'il faut se bien garder des boissons spiritueuses, qui paraissent soutenir les forces pour le moment, mais ne font qu'augmenter l'écoulement du sang par la chaleur et l'agitation qu'elles causent. (SAUCEROTTE.)

VI. *Dangers des voyages.* — A une époque un peu avancée de la grossesse, de longs voyages, surtout dans des voitures rudes, traînées rapidement sur des terrains inégaux, ne doivent pas être risqués. Les longs voyages en chemin de fer exposent aussi, et plus qu'on ne pense, au danger des fausses couches.

VII. *De l'exercice.* — Généralement, un exercice modéré n'a rien que de très-salutaire. L'exercice à pied est celui qui convient le mieux aux femmes enceintes; il est souvent nécessaire pour entretenir l'appétit, faciliter les digestions, et assurer la conservation de la santé, si importante pendant la grossesse.

Les personnes faibles, qui ne pourraient faire d'exercice à pied, sortiront dans une voiture douce, qui sera conduite dans des chemins unis, et à laquelle on évitera de laisser prendre un mouvement trop rapide.

En aucun cas, ni l'équitation, ni la danse, ne sauraient être conseillées pendant la grossesse.

Il faut éviter, surtout quand on approche du terme de l'accouchement, les exercices violents et les promenades fatigantes.

Un repos absolu doit être gardé si quelques signes de perte se manifestent, ou si, dans les derniers temps, des pesanteurs, des tiraillements, des crampes, se font sentir trop douloureusement pendant la marche.

VIII. *Du sommeil.* — En général, il

convient qu'une femme grosse consacre au sommeil un peu plus de temps qu'elle ne lui en accordait auparavant ; mais elle évitera de coucher sur des lits de plume, qui, en excitant la transpiration et échauffant les reins, peuvent occasionner une fausse couche. Les veilles immodérées, qui échauffent le sang et affaiblissent le système nerveux, seront évitées avec soin.

IX. *Des bains*. — Les bains, contre lesquels beaucoup de personnes se récrient, sont cependant toujours nécessaires comme précaution hygiénique ; et il faut y avoir recours dans les attaques de colique néphrétique, et dans plusieurs autres affections morbides.

Pendant les douleurs même de l'accouchement, lorsqu'il y a menace d'inflammation du ventre, ou que la femme

éprouve des engourdissements considérables, des crampes très-douloureuses
ou des convulsions, ils doivent encore
être conseillés. (SAUCEROTTE.)

X. *Danger des passions.* — Une
femme grosse ne doit avoir que des sen-
timents doux et tranquilles ; elle doit
éviter la colère et fuir les occasions
qui pourraient y conduire; écarter la ja-
lousie, l'envie et la haine; bannir autant que faire se pourra la tristesse et
certains désirs bizarres; enfin, ne pas
se laisser maîtriser par des passions trop
vives.

XI. *Comment doivent être vêtues les
femmes enceintes.* — Les vêtements des
femmes enceintes doivent être libres et
aisés. Il faut donc combattre le préjugé
de certaines femmes qui, par une pudeur
mal entendue, cachent leur grossesse.

en serrant et comprimant le ventre, et en portant des corsets, sous le prétexte d'entretenir la taille.

Toute femme enceinte devrait avoir la sagesse de s'abstenir entièrement de l'usage des corsets. Il est au moins d'une absolue nécessité qu'ils soient alors peu serrés, n'exercent aucune compression des seins et des mamelons, et surtout soient dépourvus de busc.

Ces entraves gênent les fonctions des intestins, la circulation pulmonaire et celle de l'abdomen; et il n'est pas de cause plus puissante des descentes et des déplacements de la matrice, si communs aujourd'hui. En outre, cette compression s'oppose au libre accroissement de l'enfant, et souvent lui fait prendre une mauvaise position qui rend l'accouchement laborieux. Un dernier inconvénient des corsets, c'est d'aplatir les mamelons ou bouts de seins, et par conséquent dé rendre les mères peu propres à nourrir leurs enfants.

CHAPITRE II

Des principaux accidents qui peuvent survenir pendant la grossesse.

I. *Des indications de la saignée; — que la saignée du pied peut être nécessaire; — de la saignée du bras pendant l'accouchement.* — Si, vers le troisième ou quatrième mois, il survient des palpitations de cœur, des étouffements, des maux de tête, des éblouissements, on doit se faire saigner du bras, surtout vers l'époque du mois à laquelle les règles avaient coutume de paraître. Mais il faut éviter l'abus qui est de mode en certains lieux de se faire saigner à six semaines, à mi-terme, et dans le neuvième mois. Telle femme, forte, sanguine et sujette à des pertes de sang abondantes, a besoin d'être saignée chaque fois que la nécessité l'exige, sans considération d'époque; tandis que telle autre, faible, décolorée, se trouverait très-mal d'être saignée une seule fois.

C'est un préjugé, à peu près universel, de croire que la saignée du pied est absolument pernicieuse aux femmes enceintes; un coup considérable à la tête, une apoplexie sanguine ou seulement la menace de cette foudroyante maladie, une forte hémorragie par le nez, etc., peuvent nécessiter cette évacuation, même dans les douleurs de l'enfantement : faute de ce moyen, la mère et l'enfant pourraient périr.

Enfin, qu'on ne croie pas que la saignée du bras accélère l'accouchement dans toutes les circonstances ; ce secours doit être employé seulement dans un petit nombre de cas, qu'un accoucheur ou une sage-femme instruite savent très-bien apprécier. (SAUCEROTTE.)

II. *De la constipation.* — S'il y a de la constipation, on mangera quelques substances relâchantes, telles que la poirée, les épinards, la laitue, le beurre frais, le veau, le miel, les pruneaux cuits, on usera quelquefois de lavements simples. Si ces moyens restaient inefficaces, on pourrait faire usage de café de glands doux, de potages de farine de maïs ou de pain de son, c'est-à-dire préparé avec de la bonne farine dont le son n'a pas été séparé. La constipation est dangereuse, en ce que, faisant faire des efforts considérables pour aller à la selle, elle a souvent donné lieu à des fausses couches. C'est un préjugé d'interdire les lavements pendant la grossesse, car ils sont souvent d'une nécessité indispensable. Il est bon de ne pas oublier que le séjour au lit, trop prolongé, favorise la constipation.

III. *Des vomissements.* — De tous les accidents qui viennent compliquer la grossesse, les vomissements sont les plus ordinaires, et leur apparition est très-souvent le premier signe qui fasse soupçonner le nouvel état dans lequel la femme se trouve. Le plus souvent, ils constituent un accident sans gravité, qui se dissipe vers le troisième ou quatrième mois de la grossesse. Les moyens

les plus simples à leur opposer sont :
l'usage d'une légère infusion aromati-
que (feuilles d'oranger, tilleul, thé, etc.);
l'eau de Seltz, les boissons froides, gla-
cées, la glace avalée en petits fragments, etc. Le médecin est quelquefois
obligé de recourir à l'opium ou à ses
préparations; à la quinine, si les vomissements ont un caractère nettement intermittent; à la saignée, s'ils paraissent liés à la pléthore, ou, au contraire,
aux préparations ferrugineuses, s'ils
sont sous la dépendance de la chlo-
rose.

IV. *Des purgatifs*. — C'est à tort
qu'on a voulu proscrire d'une manière
absolue les purgatifs pendant la grossesse. A la vérité, il n'en faut employer
que de doux; mais, lorsqu'il y a indication, il faut purger, et cela n'est pas

rare à cause des mauvaises digestions que les femmes enceintes éprouvent souvent. Sans cette précaution, les suites de couches sont souvent compliquées de fièvres de mauvais caractères ou de dévoiement.

V. *Des vomitifs*. — Les vomitifs ont aussi leurs antagonistes déclarés. Cependant les femmes enceintes sont familiarisées avec eux par la nature elle-même, puisque, pendant les premiers mois, la plupart d'entre elles vomissent, souvent même avec des efforts considérables, sans que, pour cela, il en résulte d'inconvénients. Ainsi, lorsque la langue est jaune, qu'il y a un goût d'amertume dans la bouche, qu'il existe de la fièvre, pourquoi ne pas administrer l'ipécacuana ou l'émétique? L'abandon de ce secours pourrait être très-préjudiciable à la mère et à l'enfant. (SAUCEROTTE.)

VI. *Des dégoûts et du défaut d'appétit* (anorexie). — Le plus souvent ils sont nerveux et cèdent à l'emploi des antispasmodiques, à l'usage des toniques, comme le colombo ou le quassia-amara, ou à celui du sous-nitrate de bismuth: — Nous avons vu qu'ils peuvent être liés à un état saburral des voies digestives, et nécessiter des purgatifs, et même des vomitifs prudemment administrés —Dans quelques cas, ils sont liés à la pléthore, et la saignée est leur vrai remède.

VII. *Des aigreurs.* — Elles cèdent à l'usage de la magnésie calcinée ou des pastilles de Vichy. Quelquefois rien ne réussit mieux contre elles que les infusions amères et aromatiques.

VIII. *Du ptyalisme ou salivation abondante*. — Une salivation très-fatigante survient assez souvent dans les premiers temps de la grossesse. Elle cède quelquefois à l'usage des antispasmodiques comme l'infusion de valériane; et, si elle a un caractère intermittent, au sulfate de quinine. On est souvent réduit, après que tous les moyens ont échoué, à la modérer un peu, en conseillant à la malade de tenir dans sa bouche un morceau de gomme arabique ou de sucre candi.

IX. *Du mal de dents*. — Dans quelques cas, il est dû à un afflux de sang vers les mâchoires, mais le plus souvent ce n'est qu'une névrose : alors il n'existe aucune lésion matérielle des dents. — On le traite par les émissions sanguines modérées, quand on soupçonne de la congestion ; par les calmants, dans le second cas, et par le sulfate de quinine si les douleurs ont un caractère intermittent.

X. *Des hémorroïdes et des varices.* — Ces deux maladies tiennent à la compression exercée par l'utérus sur les veines qui ramènent vers le cœur le sang des membres inférieurs, ou celui de la dernière portion de l'intestin. Une constipation opiniâtre vient souvent y joindre son influence.

Les varices constituent une incommodité plus grave que les hémorroïdes, parce qu'elles persistent après l'accouchement et s'aggravent à chaque grossesse.

La première précaution à prendre est d'éviter tout vêtement qui pourrait gêner la circulation, de détruire la constipation par l'usage des délayants, des laxatifs et des lavements émollients. Aux moyens précédents, on joindra, contre les hémorroïdes, l'usage du baume tranquille ou des suppositoires de beurre de cacao ; et, contre les varices, celui du bas-lacé ou du bandage roulé.— Dans ces affections, les bains locaux ou généraux procurent souvent beaucoup de soulagement.

XI. *Des démangeaisons.* — Il survient parfois, dans les premiers mois de la grossesse, des démangeaisons des parties génitales, si insupportables, que les femmes ne peuvent ni dormir, ni marcher, ni prendre de nourriture. — Les bains généraux, les lotions émollientes, et surtout les bains de Barége, suffisent souvent pour les calmer. Le docteur Désormeaux a été obligé, dans certains cas, de conseiller les applications de sangsues.

XII. *Des déplacements de l'utérus.* — Les déplacements de l'utérus sont assez communs pendant la grossesse, et, surtout, son abaissement ; il a lieu plutôt pendant la seconde ou la troisième grossesse. Il est alors d'une grande utilité et d'un grand soulagement pour la femme de porter une ceinture hypogastrique. L'usage de cette ceinture est une bonne précaution vers la fin de toute grossesse, surtout lorsqu'il y en a déjà eu plusieurs.

XIII. *De l'avortement ; de ses principaux signes, de ses causes, et des moyens de l'éviter et de le combattre. — Des premiers soins à prendre dans un avortement commencé.*

A. *En quoi l'avortement diffère de l'accouchement prématuré.* — On ap-

pelle *avortement* l'expulsion du produit
de la conception avant le terme de la
viabilité légale, qui a été fixé à six
mois; on appelle *accouchement prématuré* celui qui a lieu de six à neuf mois.

B. *Gravité de l'avortement.* — C'est
à tort qu'on considère l'avortement
comme peu grave, car il exige au moins
autant de soins, si ce n'est plus, qu'une
couche à terme. Il est d'autant plus
grave que la grossesse est plus avancée.
C'est depuis la fin du premier mois jusqu'à celle du quatrième qu'il offre le
plus de gravité, à cause de l'abondance
de l'hémorragie et de la difficulté que
présentent l'expulsion du produit et l'extraction du placenta. Les maladies de
l'utérus, suites éloignées de l'accouchement, qui surviennent dans un âge
avancé, sont beaucoup plus communes

après les avortements qu'après les couches à terme.

En vertu de l'habitude, un avortement survient d'autant plus facilement qu'il a été précédé d'un ou de plusieurs autres.

c *Ses principaux signes.* — On devra surveiller avec sollicitude les femmes sujettes à des règles abondantes ; celles qui éprouvent un sentiment de plénitude dans le bassin, des douleurs de reins, et surtout un léger écoulement sanguin : tout écoulement de sang qui survient quand la grossesse est constatée, surtout passé le troisième mois, réclame la plus sérieuse attention.

Quand c'est une cause violente qui produit l'avortement, la femme éprouve une vive douleur, soit dans les reins, soit dans un point de l'abdomen ; puis cette douleur diminue, pour reparaître plus intense quelque temps après, et le travail se déclare ordinairement neuf jours après l'accident. Mais ce terme n'est pas invariable, et il arrive que des produits ne sont expulsés que plusieurs mois après leur mort. Contrairement à ce qu'on pourrait craindre, leur séjour prolongé dans l'intérieur de l'utérus est tout à fait inoffensif ; car, à l'abri du contact de l'air, il n'y a pas de putréfaction.

Si l'avortement a lieu par suite du mauvais état de santé de la mère, ou par une cause lente qui agit sur le produit de la conception, on observe les signes suivants : alternatives de frisson et de chaleur, manque d'appétit, maux de cœur, lassitudes, refroidissement des extrémités, sentiment de tristesse et d'abattement, sensation pénible de froid et de faiblesse dans le ventre, accompagnée de pesanteurs, etc. On doit alors s'attendre à voir la fausse couche s'effectuer d'un moment à l'autre, sans qu'il soit possible de l'arrêter.

Les signes suivants annoncent la mort du produit : sensation d'un poids incommode qui ballotte dans l'abdomen, en suivant les mouvements du corps : chaque soir un mouvement fébrile; enfin, fièvre de lait, secrétion laiteuse, affaissement des seins, cessation des mouvements actifs de l'enfant.

D. *Moyens de prévenir l'avortement.* — Pour prévenir l'avortement, il faut avant tout fuir les causes qui y prédisposent ordinairement, et qui sont :

La vie oisive, désœuvrée et sédentaire, qui n'offre pas moins d'inconvénients que les travaux pénibles.

L'usage des corsets serrés, qui s'opposent à l'ampliation du ventre; celui des pessaires, qui irritent la matrice.

Les chutes, les efforts, les contusions; les relations conjugales immodérées.

Les bains trop fréquents, trop prolongés ou trop chauds.

La danse, la valse, l'équitation.

Les impressions morales vives, comme la frayeur, la colère, la tristesse, etc.

Il importe que les femmes prédisposées à l'avortement évitent avec soin la constipation.

E. *Moyens d'en combattre les causes.* — Il ne suffit pas toujours de fuir les causes prédisposantes ci-dessus énumérées, il en est d'autres qu'il faut combattre directement.

1° Ainsi les femmes *faibles, chlorotiques,* et celles *dont la constitution a été détériorée* par des maladies longues, devront faire usage d'un régime tonique, fortifiant, de préparations ferrugineuses, de bains froids, surtout de bains de rivières et de bains de mer. Ces moyens, employés avant la grossesse, devront être continués pendant son cours, à l'exception de ceux qui occasionneraient de la fatigue.

2° Les *leucorrhées* ou *fleurs blanches* sont fréquemment causes d'avortement, et doivent être combattues par des moyens divers, appropriés à chaque cas, comme les injections, les bains de siége, et quelquefois de petites saignées révulsives du bras.

3° Si de précédents avortements ont eu lieu, sans causes appréciables, et qu'il y ait lieu de les attribuer à la *faiblesse de la matrice*, il faut prendre des bains froids et faire des injections froides, soit avec de l'eau simple, de la décoction de quinquina, ou quelque autre décoction astringente et tonique.

4° La *rigidité des fibres de l'utérus*, qui se rencontre assez souvent chez les femmes qui deviennent grosses une première fois dans un âge un peu avancé, *et leur excès de contractilité*, qu'on observe parfois chez les primipares douées d'une constitution nerveuse, doivent être combattus par des bains tièdes, un régime adoucissant, des lavements et des injections avec de la tête de pavot, et des saignées générales. Dans ces deux cas, quand il survient des avortements, chaque grossesse atteint un terme plus avancé que la précédente.

5° Les *femmes abondamment réglées*, chez lesquelles on observe si fréquemment des fausses couches, devront se soumettre, avant et pendant la grossesse, à un régime peu succulent. Elles devront être saignées dès qu'on observera les symptômes qui indiquent la surabondance de sang ; il est quelquefois bon de leur pratiquer chaque mois une petite saignée du bras, quelques jours avant l'époque des règles.

F. *Des premiers soins à prendre dans un avortement commencé.* — Les signes sont les suivants : douleurs partant de l'ombilic et se dirigeant vers le bassin, avec maux de reins, durcissement du ventre, pesanteurs sur le fondement et lassitude générale. A la suite de ces accidents, on ne tarde pas à voir paraître des glaires sanguinolentes, puis une perte de sang, qui. d'abord légère, devient abondante, et s'accompagne enfin de la rupture de la poche des eaux.

En présence de ces accidents graves, voici les précautions à prendre, *en attendant l'arrivée du médecin.* — Garder un repos absolu dans une position horizontale, prendre d'abord un lavement évacuant avec de l'eau pure, puis un second, d'un demi-verre seulement, avec quinze gouttes de laudanum de Sydenham. Pour boisson, limonade froide au citron ou au sirop de groseilles. Enfin, si la perte devient trop abondante, compresses froides sur les cuisses.

CHAPITRE III

Hygiène de l'accouchement et des nouvelles accouchées.

1. ***Hygiène de l'accouchement.*** — La chambre où l'accouchement devra se

faire sera grande, bien aérée, éloignée de tout bruit. On devra la tenir à une température modérée, et n'y laisser pénétrer qu'un demi-jour.

Il est bon, pendant le travail de l'accouchement, de ne prendre aucun aliment, parce que, toutes les forces de l'économie étant absorbées par l'utérus, presque toujours la digestion ne se fait pas, et ils sont rejetés. Cependant, si le travail se prolonge, et que la femme le désire, on peut permettre quelques bouillons.

Les boissons doivent être douces, rafraichissantes, et il faut proscrire sévèrement l'usage du vin chaud sucré, que conseillent si souvent les commères; il est bien plus propre à déterminer des inflammations et des hémorragies qu'à soutenir les forces.

Pour préserver la chevelure, il n'est pas de meilleur moyen que de l'imbiber d'huile d'olives et de la natter.

Les vêtements seront en rapport avec la saison; tous les cordons en seront lâchés; on devra quitter les jarretières.

C'est à l'accoucheur à faire préparer le lit destiné à l'accouchement. Avant son arrivée, on se sera pourvu d'une toile cirée pour recouvrir le premier matelas.

Il convient qu'il n'y ait dans la chambre que l'accoucheur, la garde-malade et deux personnes pour aider.

Il est important que la femme qui est sur le point d'accoucher n'abandonne pas son esprit à de vaines frayeurs sur le danger des accouchements, et ne prête pas l'oreille aux histoires effrayantes des bonnes femmes. On ne saurait donner de meilleure preuve de la rareté des accouchements difficiles que les chiffres suivants : — A la Maternité de Paris, sur 20,357 accouchements, 20,183 ont été naturels ; 174 seulement ont été difficiles [1]. — Au dispensaire de Westminster, à Londres, sur 1,897 accouchements, 32 ont été laborieux [2]. —A Vienne, sur 1,923 accouchements, il n'y a eu que 53 cas difficiles [3]. — Comme dernier trait, et pour faire bien comprendre tout ce que ce tableau a de rassurant, il faut ajouter que, dans les hospices, il se présente plus de cas difficiles que dans la pratique ordinaire des villes.

La science moderne a reconnu l'erreur de cette opinion d'Hippocrate et des

[1] Madame Boivin, *Mémorial de l'art des accouchements.*

[2] *Abrégé des transactions philosophiques.*

[3] Boer, *Naturalis medicina obstetricæ*, lib. vii.

anciens médecins, qui regardaient le fœtus comme le principal agent de son expulsion. Il est bien démontré aujourd'hui que ce sont les contractions de la matrice qui déterminent l'accouchement. Rien ne saurait donc être plus dangereux que de chercher à en hâter l'issue par des pressions exercées sur le ventre, comme cela se fait encore dans certaines campagnes arriérées. La femme ne doit d'elle-même faire aucun effort, à moins qu'elle n'y soit invitée par son accoucheur.

Il est des préjugés et des abus qui paraissent ne pas pouvoir influer sur l'enfant enfermé dans le sein de sa mère, et qui cependant peuvent lui devenir funestes, tels sont : le toucher de l'orifice de la matrice pendant les douleurs, que certaines sages-femmes pratiquent trop fréquemment, sous le prétexte spécieux de faciliter le passage de la tête de l'enfant; tel est aussi l'usage des boissons cordiales et échauffantes, et de lavements irritants, donnés dans l'intention de hâter l'accouchement. Ce n'est également que dans un petit nombre de cas, appréciés avec sagacité, qu'il est permis d'administrer l'ergot de seigle, que tant de sages-femmes, pressées d'en finir, font prendre à tort et à travers. Rien n'est moins inoffensif que ce médicament donné hors de propos : il en peut résulter les plus graves accidents.

Le premier soin à prendre aussitôt que l'accouchement est terminé, si l'enfant est bien portant, s'il crie, si sa respiration s'établit bien, c'est de s'assurer que la base du cordon ombilical ne contient aucune portion d'intestin, et d'y placer, à deux ou trois travers de doigt de sa naissance, une forte ligature de fil, après avoir eu la précaution d'exprimer du côté de l'accouchée la liqueur qu'il contient. Cela fait, on le coupe à un pouce au delà de la ligature. — C'est une bonne précaution de placer une seconde ligature du côté de la mère, et de faire la section entre les deux.

11. *De la délivrance.* — Dans les campagnes, on a encore la funeste habitude de faire, immédiatement après la sortie de l'enfant, et avant la ligature du cordon ombilical, l'extraction de l'arrière-faix ou délivre. On cause ainsi de vives douleurs à l'accouchée, et on peut occasionner le renversement de la matrice ou une perte foudroyante. Il faut savoir que c'est par les contractions de la ma-

trice que le délivre doit être détaché naturellement, et que ce n'est qu'une demi-heure ou trois quarts d'heure après l'accouchement qu'il doit être extrait, sans violence et avec beaucoup de précautions.

III. *Divers préjugés relatifs à la nouvelle accouchée.* — Quelques autres préjugés et usages abusifs doivent encore être signalés comme dangereux, tels sont : 1° le bandage serré pour comprimer le ventre après l'accouchement : la serviette dont on se servira doit soutenir le ventre sans le comprimer ; 2° l'usage des boissons chaudes et même alcooliques pour empêcher les tranchées : on ne saurait rien imaginer de mieux pour amener une hémorragie foudroyante ; 3° la crainte des lavements, des purgatifs et des vomitifs : il est des cas où il est absolument nécessaire d'y avoir recours ; 4° les bouillons trop succulents, et surtout les repas dans la chambre de la nouvelle accouchée : ils doivent être sévèrement proscrits. (Saucerotte.)

IV. *Des soins à donner à la femme immédiatement après la délivrance.* — Après la délivrance, on laisse la femme se reposer pendant un quart d'heure environ, pour laisser s'écouler le sang que l'utérus fournit en assez grande quantité dans les premiers moments On s'occupe alors de préparer tout ce qui est nécessaire à sa toilette ; on fait chauffer le linge dont elle se servira, et on bassine son lit. On passe sous elle un drap sec et chaud avant de procéder aux lotions, qui doivent être faites avec de l'eau de guimauve ou de graine de lin tiède. On procède ensuite avec soin à la toilette de l'accouchée, en ayant l'attention de retirer par en bas tous les linges salis.

En aucun cas, la nouvelle accouchée ne doit marcher pour gagner le lit où elle doit passer le temps de ses couches; mais elle y doit être transportée en conservant la position horizontale. Si elle était trop lourde, on approcherait les lits, de façon qu'elle pût se glisser de l'un dans l'autre. Ce lit devra être garni d'une aléze sous laquelle sera une toile cirée; il ne contiendra pas de lit de plumes, car, trop mou, il ne se conserverait pas en bon état pendant assez longtemps.

La chambre de l'accouchée devra être tenue avec une grande propreté; le linge sale devra être enlevé de suite; on n'y souffrira pas de fleurs, quelque agréable qu'en puisse être l'odeur. Sa température sera surveillée d'une façon toute particulière : trop froide, elle peut faire arrêter les lochies ; trop élevée, elle amènerait des sueurs débilitantes, des maux de têtes, etc. Chaque jour l'air en sera renouvelé, et, lorsque, dans ce but, les portes et les fenêtres seront ouvertes, les rideaux du lit seront soigneusement fermés, à moins que la température atmosphérique ne soit très-douce. On devra aussi prendre garde que le lit ne se trouve pas, pendant ce temps, dans un courant d'air.

Le médecin ne doit quitter la femme qui vient d'accoucher qu'une heure au moins après l'accouchement, et quand elle est tout à fait bien.

Dans les premières heures, les femmes ont besoin de repos et de sommeil.

Aussitôt que l'accouchée aura été transportée dans son lit, on aura soin d'affaiblir le jour de la chambre pour favoriser son sommeil. La garde seule restera près d'elle, et devra ne point la fatiguer par des questions trop minutieusement attentives. Si l'enfant, par ses cris, venait troubler ce sommeil réparateur, on le placerait dans une pièce voisine.

L'importance de la tranquillité a été si vivement sentie dans certains pays, qu'on l'a fait passer dans les lois. A Harlem, la maison d'une femme en couches est un asile inviolable, même pour les ministres de la justice. A Rome et à Athènes, on suspendait une couronne aux portes des maisons où une femme venait d'accoucher : c'était un moyen de faire connaître aux amis et connaissances d'interrompre leurs visites. On devrait suivre encore aujourd'hui le sage exemple des Athéniens et des Romains.

V. *Régime de la nouvelle accouchée.* — Pour boisson ordinaire, elle prendra une infusion de tilleul et de feuilles d'oranger, sucrée avec du sirop de gomme. Cette boisson, comme tout ce qui sera à son usage, devra être tiède.

Si la malade a faim, on lui permettra un bouillon. Chez les femmes qui veulent nourrir, on donnera chaque jour trois potages ; celles qui ne doivent pas nourrir prendront un potage de moins.

VI. *Des tranchées utérines.* — On appelle ainsi des douleurs intermittentes, sans fièvre, qui résultent des efforts que fait l'utérus pour chasser les caillots qu'il contient et exprimer le sang qui se trouve encore contenu dans ses parois.

Pendant ces douleurs, on sent la matrice qui, à chaque contraction, forme une tumeur dure dans le bas-ventre. De plus, à chaque tranchée, il s'écoule une petite quantité de sang.

Les tranchées sont plus fréquentes et plus intenses chez les femmes qui ont eu des enfants que chez les primipares, qui en sont souvent tout à fait exemptes.

Quand elles sont assez intenses pour qu'on doive chercher à les modérer, on place sur le ventre des cataplasmes de farine de graine de lin, arrosés de vingt-cinq à trente gouttes de laudanum de Sydenham. Si cela ne suffit pas, on administre un huitième de lavement avec dix gouttes du même laudanum.

VII. *Des lochies.* — On appelle lochies les liquides qui s'écoulent par les organes de la génération pendant tout le temps que la matrice met à revenir à son état naturel. A la suite de la délivrance, c'est d'abord du sang pur qui s'écoule, puis de la sérosité sanguinolente. Pendant la fièvre de lait, tout écoulement cesse ; il reparaît ensuite, mais alors les lochies sont d'un blanc jaunâtre. — Elles durent environ trois semaines chez les femmes qui nourrissent, et souvent six chez celles qui ne nourrissent pas.

Tant qu'elles n'offrent pas d'autres caractères que ceux qui viennent d'être décrits, les lochies ne réclament que des soins de propreté. — Si elles se supprimaient, sous l'influence d'une cause appréciable ou inappréciable, il faudrait en informer tout de suite le médecin. Cette suppression, souvent sans importance, peut avoir une très-grande gravité.

Si elles deviennent fétides, on doit

faire des injections aromatiques avec une légère infusion de camomille.

VIII. *De la fièvre de lait*. — Elle survient vers la fin du second ou la première moitié du troisième jour. Elle débute quelquefois par un petit frisson, de la céphalalgie, puis de la fréquence du pouls et de la chaleur à la peau, qui, d'abord sèche, ne tarde pas à se couvrir de sueur. Elle amène constamment la tuméfaction des seins, qui se durcissent souvent jusque sous les aisselles, et qui causent parfois une assez grande souffrance.

La fièvre de lait est souvent très-faible chez les femmes qui nourrissent, lorsqu'elles ont eu la sage précaution de mettre leur enfant au sein quelques heures après l'accouchement.

Pendant sa durée, il faut observer une

diète absolue, couvrir chaudement la poitrine, s'abstenir, à moins d'urgence, de lotions ou de lavements, dans la crainte d'occasionner un refroidissement.

IX. *Du régime après la fièvre de lait.* — La fièvre de lait passée, on permet de nouveau les aliments, qui graduellement deviennent plus abondants et plus substantiels. Cependant, si la dureté des seins était considérable, on devrait maintenir la malade à un régime sévère, et il serait à propos de lui faire prendre quinze grammes d'huile de ricin. Ce n'est que vers le dixième ou douzième jour que la nouvelle accouchée peut reprendre toutes ses habitudes.

X. *Du lever de l'accouchée.* — Ce n'est qu'après la fièvre de lait qu'on peut faire, pour la première fois, le lit de l'accouchée, et passé le neuvième jour qu'on peut lui permettre de s'asseoir une heure ou deux dans un fauteuil.

XI. *De sa première sortie.* — En été, la première sortie de l'accouchée ne doit avoir lieu que le vingtième jour; en hiver, il faut laisser s'écouler un mois ou même six semaines, surtout si c'est pour aller à l'église remercier Dieu de son heureuse délivrance.

XII. *De la liberté du ventre après les couches.* — Après comme avant les couches, la liberté du ventre doit être soigneusement entretenue, soit par des lavements, soit par de doux laxatifs.

XIII. *Faire passer le lait.* — Lorsque la femme ne devra pas nourrir, elle prendra une décoction de canne de Provence (30 grammes pour un litre d'eau), ou une infusion de pervenche (10 grammes). De plus, un régime peu succulent, et une ou même plusieurs légères purgations avec l'eau de Sedlitz ou le citrate de magnésie, seront nécessaires. — Une précaution qu'il importe de prendre dans le même temps, c'est de tenir les seins chaudement couverts.

XIV. *De l'engorgement des seins.* — Si un plus ou moins grand nombre de glandes mammaires s'engorgent, on les recouvre d'un cataplasme, et on continue à donner le sein. Si, au lieu d'un simple engorgement, il y avait inflammation, il faudrait cesser l'allaitement et consulter aussitôt un médecin.

XV. *Des crevasses ou gerçures des seins.* — Chez les femmes qui nourrissent pour la première fois, et même chez certaines personnes à chaque nourriture, il survient au mamelon des gerçures plus ou moins profondes, qui n'ont, il est vrai, aucune gravité, mais qui sont tellement douloureuses, qu'elles compromettent bien souvent le succès de l'allaitement.

On a conseillé contre ces gerçures un grand nombre de moyens, qui, tous, peuvent échouer ou réussir. On peut chercher à fortifier les bouts de sein par des compresses imbibées de vin de quinquina ou d'une solution de tannin, pendant dix ou douze jours avant l'accouchement. On fait quelquefois mettre sur ces crevasses du mucilage de coing (5 ou 6 graines de coing sur lesquelles on jette une cuillerée d'eau bouillante), du beurre de cacao, etc. Quand on peut faire prendre le sein à l'enfant au moyen d'un biberon, soit en tétine de vache, soit en liége, on diminue de beaucoup l'irritation produite par la succion, et on permet aux crevasses de guérir.

DEUXIÈME PARTIE

DE L'ÉDUCATION PHYSIQUE DES ENFANTS, DEPUIS LA
NAISSANCE JUSQU'APRÈS LE SEVRAGE.

CHAPITRE Ier

Des premiers soins à donner à l'enfant nouveau-né.

I. *Apoplexie des nouveau-nés.* — Le nouveau-né a quelquefois la figure violette et gonflée; il est privé de mouvement, et les battements du cordon sont obscurs et même insensibles. Il faut alors laisser écouler une certaine quantité de sang, après la section du cordon, avant d'appliquer la ligature, car cet état tient à l'engorgement du cerveau et du poumon.

En même temps, on tient l'enfant exposé nu à l'action de l'air, et on débarrasse l'arrière-bouche des mucosités qu'elle contient, à l'aide du petit doigt ou d'une plume garnie de ses barbes.

II. *Asphyxie des nouveau-nés.* — Si l'enfant est faible et décoloré, mou, froid, sans respiration, mais avec persistance des battements du cœur, il y a asphyxie. Cet accident se manifeste à la suite des accouchements prolongés.

Il faut alors pratiquer de suite la ligature du cordon, en se gardant bien de laisser écouler du sang. On place l'enfant, enveloppé de linges chauds, devant une fenêtre largement ouverte, de manière que la poitrine et la tête reçoivent seules directement l'impression de l'air. On opère des frictions sur la poitrine avec la main ou avec un linge imbibé d'eau vinaigrée froide.

La percussion du siége avec la main est aussi un excellent moyen, à la condition de cingler un peu fort.

Tout en continuant l'usage de ces moyens, on fait préparer un bain tiède, dans lequel on plonge l'enfant, dès qu'il commence à faire quelques inspirations.

Il faut beaucoup insister sur ces secours, et ne jamais se lasser, car ils ne réussissent quelquefois qu'au bout d'une heure ou deux.

Lorsqu'on a constaté leur insuffisance, il faut recourir à l'insufflation, pratiquée par une personne qui applique sa bouche sur la bouche de l'enfant, de manière à faire pénétrer de l'air dans sa poitrine à diverses reprises : il est essentiel de pincer le nez dans le moment de chaque inspiration. L'insufflation ne doit être ni trop prolongée ni trop brusque, et on doit, après avoir poussé une petite quantité d'air, s'arrêter et presser la poitrine, pour simuler l'expiration et chasser l'air introduit. L'insufflation, comme les moyens précédents, doit être pratiquée pendant assez longtemps avant d'y renoncer.

III. *Faiblesse congéniale.* — Les enfants nés avant terme, ou à la suite de maladies graves de la mère, demandent des soins tout particuliers. Ils doivent être enveloppés de coton cardé, et exposés à une température assez élevée, ce à quoi on parvient en les entourant de bouteilles d'eau chaude, et mieux encore en les plaçant dans un berceau en métal, disposé en forme de bain-marie.

IV. *Nettoiement du nouveau-né.* — Lorsque le nouveau-né ne réclame aucun des soins mentionnés dans les trois paragraphes ci-dessus, on procède de suite à son nettoiement. Une couche de matière grasse, assez épaisse en certains endroits, recouvre le corps de l'enfant. On peut l'enlever à l'aide d'un corps gras (huile d'olive, cérat ou beurre). Mais le jaune d'œuf bien délayé est encore préférable. On lave ensuite l'enfant avec un peu d'eau tiède, et on l'essuie doucement avec un linge fin ; après quoi on le tient quelque temps enveloppé dans des serviettes chaudes, pour sécher tout à fait la peau.

V. *Le filet.* — On examine, après cela, s'il n'a point de vices de conformation, pour y faire remédier. Le plus commun est le filet, qui doit être coupé par le médecin avec des ciseaux à pointes mousses, et non point avec l'ongle, comme le pratiquent certaines sages-femmes. Il importe extrêmement de ne pas laisser couper le filet par une sage-femme, qui souvent, par ignorance, coupe le frein de la langue, opération inutile et non sans danger. Un enfant qui prend bien le sein, et qui porte facilement la pointe de la langue sur le bord des lèvres, n'a pas le filet.

VI. *Déformation de la tête.* — Si la tête a été longtemps au passage, il arrive souvent qu'elle s'est allongée et est devenue difforme ; quelques bonnes femmes se mêlent alors de la pétrir pour lui rendre sa forme naturelle, ce qui peut être cause de graves accidents ; il faut laisser faire la nature, qui, en mère tendre, répare cette défectuosité d'une manière insensible, et sans faire courir le moindre risque à l'individu.

VII. *Toilette de l'enfant.* — L'enfant nettoyé et examiné, on doit lui couvrir la tête d'un petit bonnet de toile fine à demi usée, d'un second en flanelle légère et d'un bonnet ordinaire en étoffe non doublée. On l'habille ensuite d'une chemise et d'une brassière en coton ou en futaine. — S'il fait froid, on peut entre ces deux vêtements en placer un troisième en flanelle ; les manches de ces pièces d'habillement doivent être assez larges pour que la main de la nourrice puisse y aller chercher celle de l'enfant. Si on était obligé de faire des efforts pour passer le bras, il pourrait arriver qu'on brisât un de ces os, encore si fragiles. Enfin, on l'enveloppe d'une couche en toile, et d'un ou deux langes de laine, suivant la température. Il faut, autant que possible, éviter d'employer les épingles dans cette toilette ; on doit les remplacer par des cordons. Rien ne doit être serré, afin que les mouvements de la poitrine soient libres, et que la respiration n'éprouve aucune gène. Le fichu qui protége le cou de l'enfant sera placé en dernier lieu, croisé sur la poitrine, et noué derrière le dos.

Toute cette toilette de l'enfant doit se faire dans une pièce convenablement chauffée, et devant un feu raisonnable.

VIII. *Pansement du cordon ombilical.* — C'est ordinairement après avoir mis à l'enfant ses bonnets et ses petits corsets, avant de l'envelopper dans ses langes, qu'on panse le nombril. C'est aussi le moment le plus convenable, afin de ne pas le laisser exposé au froid, pendant l'application de ce petit appareil.

On prend une petite compresse carrée, au centre de laquelle on pratique un trou destiné à embrasser la racine du cordon, et on fend un des côtés depuis le bord jusqu'au trou. On enduit ce linge de cérat; on place la racine du cordon dans le trou central, et on l'enveloppe avec soin, dans toute sa longueur. Il est alors renversé sur le côté gauche de l'abdomen, pour ne pas comprimer le foie. Enfin, on applique sur lui une seconde compresse pliée en quatre, et on la fixe par quelques tours d'une bande de trois doigts de largeur environ.

Le cordon se détache du quatrième au cinquième jour, à l'endroit marqué par la nature. On continue alors à panser la petite plaie tous les jours, en la saupoudrant de poudre de lycopode, et en mettant par-dessus une petite compresse sèche.

IX. *Dangers du maillot.* — L'usage du maillot serré, qui était autrefois général, doit être proscrit absolument. Les membres tendres et délicats des enfants ont besoin de leur liberté pour croître; serrés et contraints, ils n'acquerraient que des forces lentes et tardives, et leur conformation pourrait devenir vicieuse. La compression exercée sur toutes les parties échauffe, inquiète ces malheureux petits êtres, les renferme dans un air concentré et rendu malsain par la transpiration, les urines et les excréments, ce qui excite les cris, donne lieu à des descentes, gêne la respiration, porte le sang à la tête, trouble les digestions, produit des engorgements dans le bas-ventre, enfin cause des convulsions.

X. *Des premiers soins à donner à l'enfant, sous le rapport du régime.* — L'enfant étant décrassé, examiné et habillé, on doit lui faire prendre un peu de miel délayé avec de l'eau, si sa mère doit le nourrir. On prépare ainsi l'évacuation du *méconium*, matière semblable à de la poix noire, liquide, et qui constitue les premiers excréments des nouveau-nés. Mais, si la mère ne le nourrit pas, il faut qu'il ne prenne le sein d'une nourrice étrangère qu'au bout de douze heures, et même plus, après lui avoir fait avaler en plusieurs fois, pendant cet intervalle, de l'eau miellée, à laquelle on ajoute vingt-quatre grammes de sirop de chicorée composé, ou autant de manne. Bien entendu qu'on cesse l'administration de ces médicaments aussitôt qu'on a obtenu des évacuations suffisantes.

XI. *A quel moment le sein doit-il être présenté à l'enfant pour la première fois?* — Si la mère nourrit, elle doit, dans les deux ou trois premières heures, présenter les seins à l'enfant. Il serait déraisonnable de sacrifier au préjugé de certains endroits, qui défend de donner à teter avant le troisième jour, sous prétexte que le lait ne monte évidemment qu'à cette époque. Les seins contiennent, immédiatement après l'accouchement, un lait séreux nommé *co-lostrum*, qui a une vertu relâchante, et qui, en cette qualité, convient merveilleusement à faciliter l'expulsion du méconium : voilà pourquoi il faut prescrire du sirop de chicorée ou de la manne, quand la mère ne nourrit pas. Si, d'après le préjugé en question, la mère ne présente le sein qu'au troisième jour, alors, cet organe étant gonflé et tendu par l'abondance du lait, l'enfant ne peut en saisir facilement le mamelon, qui alors ne tarde pas à se gercer. Aussi voit-on bientôt survenir des duretés aux seins, des inflammations, des abcès, etc.

XII. *De la manière de coucher l'enfant et de le couvrir ; comment son lit doit être composé.* — Après avoir habillé l'enfant et pourvu aux premiers besoins de son estomac, il faut le coucher.

Les enfants ne doivent jamais reposer dans le lit de leur mère ou de leur nourrice : presque toujours ils y respirent un air malsain, et cèdent, aux dépens de leur santé, à la personne avec laquelle ils couchent, une partie de l'énergie vitale qui est en eux.

L'enfant doit donc être toujours couché dans un berceau, dont les bords s'élèveront assez au-dessus des matelas, pour l'empêcher de tomber.

Le coucher que renfermera ce berceau ne devra contenir ni laine ni plume. Le crin, la fougère (cueillie verte et séchée), la zoster, ou, à leur défaut, la balle d'avoine, doivent seuls entrer dans sa composition. — Le crin est ce qui convient le mieux pour faire l'oreiller; la fougère ou la zoster, pour faire les matelas ou coussins:

La disposition la plus commode pour le coucher d'un enfant est celle-ci : un grand matelas, occupant le fond du berceau; un second matelas recouvrant le premier, et divisé en trois pièces ou coussins, qui peuvent se renouveler séparément (ce qui permet de changer plus fréquemment celui du milieu, qui est le plus souvent sali); enfin un oreiller de crin.

La coutume qu'ont certaines personnes de placer une peau d'agneau entre l'enfant et les matelas est malsaine et condamnable.

On doit avoir la précaution de coucher l'enfant un peu sur le côté droit, afin que les mucosités qui s'échappent de la bouche et du nez puissent s'écouler facilement. On met sur lui une couverture plus ou moins chaude, suivant la température de l'air. On couvre ensuite le berceau d'une gaze, d'un canevas ou d'un linge très-clair, afin que l'air puisse facilement se renouveler à travers cette enveloppe. Ce précepte, qui pourrait passer inaperçu, n'est cependant pas sans importance.

XIII. *Comment il faut placer le berceau.* — Jamais il ne sera mis sous les rideaux du lit de la mère, mais dans un lieu où un air pur et frais ait un libre accès autour de lui. Il faut avoir soin que, pendant le jour, il soit exactement placé en face de la croisée, et jamais de côté. L'oubli de cette recommandation pourrait causer le strabisme.

XIV. *Que l'enfant doit toujours s'endormir dans son berceau.* — La plupart des mères endorment l'enfant sur leurs genoux, avant de le placer dans son berceau. C'est une mauvaise habitude, car l'enfant qui dormait, chaudement couché, sur les genoux de sa mère, se réveille presque toujours quand on le pose dans son lit. On le reprend alors, et une grande partie du temps que la mère devrait consacrer au repos se trouve gaspillé, au grand dommage de la nourrice et du nourrisson.

Pour empêcher cette habitude de naître, il suffit, dès le moment de la naissance, de coucher l'enfant dans son lit, aussitôt qu'il cesse de prendre le sein. Si on s'y prend plus tard, et qu'il faille la combattre au lieu de l'empêcher de naître, il est nécessaire que la mère montre un peu de fermeté. Car, durant deux ou trois jours, l'enfant criera pendant quelques instants, au moment de se coucher. Il faudra tenir bon néanmoins, et se souvenir que les enfants plient avec une merveilleuse facilité sous la volonté de ceux qui les élèvent.

Pendant l'hiver, afin d'éviter une transition trop brusque, il est bon de bassiner le lit de l'enfant. Il convient aussi, pendant cette saison, de placer à une certaine distance de ses pieds une bouteille d'eau chaude.

CHAPITRE II.

De l'alimentation de l'enfant jusqu'au sevrage.

PREMIÈRE SECTION.

De l'allaitement maternel, et de celui par les nourrices.

1. *Motifs qui font à une mère un devoir de nourrir son enfant.* — A moins qu'il n'existe des motifs physiques

et moraux très-plausibles, comme serait, par exemple, l'existence chez la mère de maladies qu'elle pourrait transmettre, l'amour de leurs enfants et celui d'elles-mêmes, la raison, le devoir et l'honneur commandent impérieusement aux mères de nourrir leurs enfants. Autrefois, chez les Grecs, les Romains et les Germains, c'était un opprobre de confier les enfants à des nourrices étrangères; il en est encore actuellement ainsi chez les Chinois et chez d'autres peuples, que nous regardons comme moins civilisés que nous, et qui cependant connaissent mieux les moyens de procurer à l'espéce humaine une constitution saine et vigoureuse. Il en devrait être de même chez nous, toutes les fois que, pour des motifs futiles, une femme refuse de s'acquitter d'une des plus augustes et des plus indispensables fonctions de la nature.

L'allaitement maternel est de l'intérêt de la mère comme de celui de l'enfant. Pour celles qui s'abstiennent de nourrir, le lait n'est-il pas une source d'accidents terribles ? — Il est des mères qui n'accomplissent pas ce devoir dans la crainte de compromettre leur beauté. Il n'est pas de crainte plus chimérique; et bien des femmes qui ont allaité sont plus fraiches et paraissent plus jeunes que d'autres qui ont eu un pareil nombre d'enfants qu'elles n'ont pas nourris. Les Géorgiennes et les Circassiennes sont, sans contredit, les plus belles femmes du monde, elles conservent même longtemps leur fraicheur : elles allaitent cependant. (Saucerotte.)

II. *Des conditions de santé que doit*

réunir une mère qui veut nourrir. — Nous ne pouvons mieux faire ici que de laisser parler M. le docteur Donné [1] :

« Il est difficile, dit-il, de définir d'une manière précise quelles sont les conditions de santé que doit présenter une mère qui se dispose à nourrir, et quelles sont celles qui excluent absolument l'allaitement de sa part. C'est moins une apparence de force extérieure et une santé robuste et immuable que l'on doit exiger, qu'une bonne constitution, c'est-à-dire une constitution irréprochable sous le rapport des affections héréditaires qui peuvent compromettre l'enfant, ou qui peuvent prendre, sous l'influence de l'allaitement, un développement et un degré d'activité capables de nuire à la mère.

[1] *Conseils sur la manière d'élever les enfants.*

« Si on ne devait accorder la faculté
de nourrir qu'aux mères douées d'une
force et d'une santé aussi robuste que
celles qu'on recherche dans les nourrices étrangères, il faudrait à peu près
renoncer à voir les femmes du monde
allaiter jamais leurs enfants ; car il est
très-rare de rencontrer ces conditions
dans les femmes habitant les grandes
villes, et surtout parmi celles de quelques classes de la société. Mais il y a
tant de compensations à leur infériorité
sous ce rapport, relativement aux nourrices étrangères, qu'il est bon de mettre
une certaine mesure dans les exigences,
et de ne pas pousser la sévérité à l'excès.
Rien n'est plus commun, en effet, que
de voir, à Paris même, des femmes d'une
force moyenne, dont la santé n'est pas
toujours à l'abri d'une foule de ces petits

inconvénients qui semblent inhérents à une certaine position sociale, posséder néanmoins les qualités nécessaires à la mère qui veut nourrir, et allaiter avec le plus grand succès, sans éprouver aucune détérioration dans leur propre santé. Il serait assurément fâcheux, et pour la mère et pour l'enfant, de contrarier le penchant que ces femmes éprouvent à nourrir, et de priver l'enfant de sa nourrice naturelle. Ce serait tomber, par excès de précaution, dans un autre ordre d'inconvénients, ou du moins se priver d'avantages réels et précieux. On doit également s'éloigner, en pareille matière, d'un esprit de système exclusif, favorable ou défavorable à l'allaitement maternel ; mais on peut dire que la présomption doit d'abord être en faveur de la mère.

« Si donc il n'existe dans la famille de la mère, ni chez elle-même, aucune affection dartreuse, scrofuleuse, si on ne redoute aucune disposition à la phthisie pulmonaire, si le tempérament n'est pas trop lymphatique, s'il n'y a aucune tendance à quelque maladie chronique, que la mère soit douée d'une force moyenne et d'un embonpoint ordinaire, que l'appétit soit bon et que les fonctions digestives s'exécutent bien, que les forces se réparent convenablement par la nourriture et par le sommeil; que le lait soit de bonne nature et en suffisante quantité, non-seulement l'allaitement maternel peut être permis, mais il doit être conseillé, encouragé, et la meilleure nourrice sera, dans ce cas, la mère elle-même. »

Il est presque inutile de dire que les

femmes qui veulent fréquenter les soi-
rées, les bals, les spectacles, et qui ne
se sentent pas le courage de sacrifier avec
bonheur les vaines joies de la vie mon-
daine aux jouissances plus douces de la
maternité, doivent renoncer à nourrir.

III. *Du danger de confier les enfants
à des nourrices étrangères.* — Les inconvénients des nourrices sont presque
incalculables : manque d'attachement,
défaut de soins, malpropreté, mauvais
traitements, air malsain, maillot, lait la
plupart du temps trop épais pour un
nouveau-né, eau de pavot pour exciter le
sommeil, berçage qui étourdit les enfants, et trouble leur digestion. Enfin, ces
mères étrangères peuvent communiquer
avec leur lait, aux petits êtres qu'elles
nourrissent, et ces maladies affreuses
qui pénètrent l'organisation dans son in-

time profondeur, et jusqu'à leurs défauts de caractère et à leurs instincts grossiers ou pervers. De plus, élevant ordinairement leur propre enfant en même temps que leur nourrisson, elles donnent souvent le sein à tous deux, malgré leur promesse de le donner exclusivement à l'enfant qu'on leur confie ; et, leur lait ne pouvant suffire à cette double alimentation, elles les surchargent et empâtent de bouillie. (SAUCEROTTE.)

En appelant la nourrice dans la famille de l'enfant, on ne fait encore disparaître qu'une partie de ces inconvénients, et on ne voit que trop souvent ces pauvres petits êtres devenir victimes des défauts et des ruses de ces femmes.

IV. *Choix d'une nourrice.* — Lorsqu'il y a nécessité de choisir une nourrice, la famille et le médecin ont le droit et le devoir de se montrer plus sévères avec la nourrice qu'avec la mère. Il faut la soumettre à un scrupuleux examen, et se bien tenir en garde contre la ruse et le mensonge. Les mamelles doivent être de grosseur médiocre, hémisphériques ou coniques. Ces dernières, qui, par la forme, se rapprochent de celles des chèvres, passent pour fournir beaucoup de lait, mais cela n'est pas constant. C'est un bon signe quand elles sont parsemées de veines bleuâtres. Les mamelons ne doivent être ni trop gros ni trop plats, mais il est essentiel qu'ils soient bien formés.

Les renseignements que fournit sur la qualité du lait la simple inspection sont de bien peu de valeur. Il faut qu'il soit blanc, d'une moyenne consistance et abondant. Un grand nombre de méde-

cins se bornent à goûter le lait, à le déposer dans le fond d'une cuiller et à examiner la trace qu'il laisse lorsqu'on la
renverse ; la vérité est que cet examen
n'apprend rien. On ne peut avoir de notions précises que par le lactoscope, le
lactomètre, le microscope et l'analyse
chimique. Mais l'examen par les procé-
dés de la physique et de la chimie, s'il
peut parfois être utile, est loin de lever
toutes les difficultés ; car la matière,
dans ce qu'elle a de saisissable, n'est pas
tout, et rien ne peut révéler directement
à nos sens ni le degré de vie dont le lait
peut être doué, ni si l'espèce de vitalité
qui l'imprègne conviendra au nourrisson auquel il est destiné.

Pour constater la quantité de lait que
contiennent les seins de la nourrice, il
faut la voir à l'œuvre ; et cet examen

doit être prolongé et répété. Si l'enfant puise au sein, à diverses reprises, une quantité de lait qui le rassasie; si ce sein ne se vide jamais complétement, il contiendra du lait en suffisante abondance. Si l'enfant est inquiet, s'agite, quitte et reprend le sein avec impatience, et pleure ensuite au lieu de s'endormir, il est probable que le lait est insuffisant. Mais, en aucun cas, on ne saurait se contenter d'un seul examen.

Le propre enfant de la nourrice et ses nourrissons antérieurs renseignent plus que tout autre chose.

Le lait d'une nourrice ne doit jamais avoir moins de six semaines, ni plus de six à huit mois. La nature fait subir au lait des modifications qui le maintiennent en rapport avec la force et le besoin de réparation de l'enfant. Aussi un lait d'un an est-il une nourriture trop substantielle pour un nouveau-né.

C'est un préjugé de croire qu'un nourrisson renouvelle le lait, ou qu'il suffise pour cela de faire prendre une purgation à la nourrice.

Pour les nourrices du dehors, il est de beaucoup préférable de choisir une femme mariée. Il est important qu'elle fasse bon ménage avec son mari, qu'elle soit alerte, propre, d'un bon caractère, d'une humeur gaie et pas trop impressionnable; qu'elle ait des mœurs pures; qu'elle ait de vingt à trente-cinq ans au plus; que son habitation soit saine; qu'elle ait une aisance assez grande pour se procurer une bonne nourriture, et ne pas être obligée de se livrer à des travaux fatigants pour gagner sa vie; qu'elle approche du tempérament de la mère; qu'elle soit bien portante; qu'elle ait de belles dents et l'haleine douce. (SAUCEROTTE.)

On doit autant que possible choisir une femme qui ait déjà nourri au moins un enfant, à cause de l'expérience qu'elle a nécessairement acquise, et parce que l'état des nourrissons antérieurs est un des meilleurs renseignements qu'on puisse avoir.

V. *Hygiène de la femme qui nourrit.* — Les femmes qui nourrissent doivent, en général, continuer à suivre leur *régime* habituel. Cela s'applique à la nourrice aussi bien qu'à la mère. Lorsqu'on donne à une nourrice qui était habituée au régime simple, frugal, presque exclusivement végétal de la campagne, un régime animal et échauffant, on court le risque de la rendre malade, d'altérer les bonnes qualités de son lait, de provoquer le retour des règles, et de déterminer chez elle la conversion, non plus en lait, mais en graisse, de cette portion de substance alimentaire qui ne sert pas à la réparation de ses forces. Il arrive souvent alors qu'au bout de quelques semaines une nourrice a pris de l'embonpoint, mais n'a plus de lait.

C'est à tort qu'on regarde certains aliments comme doués d'une vertu particulière pour augmenter la secrétion du lait. Le régime qui donne le plus de lait est celui qui est le mieux adapté aux habitudes et aux besoins de la constitution de la mère ou de la nourrice.

Les préceptes qui ont été donnés précédemment pour les femmes enceintes s'appliquent presque tous à celles qui nourrissent. Ainsi elles devront éviter toutes les *émotions fortes;* car elles peuvent altérer profondément les qualités du lait, et en faire alors le plus subtil de tous les poisons. On en cite plusieurs exemples, nous ne rapporterons que le suivant. Un charpentier se prit de querelle dans sa maison avec un soldat, qui, emporté par la colère, s'avança sur lui le sabre levé. L'épouse du charpentier fut d'abord prise d'un tremblement de crainte et de terreur, puis elle s'élança avec intrépidité entre les combattants, arracha au soldat l'arme meurtrière, qu'elle brisa entre ses mains et jeta dehors. Pendant qu'elle était encore sous l'influence de ces vives et terribles émotions, elle prit son enfant, qui, parfaitement bien portant, jouait dans son berceau, et lui donna le sein.

En quelques minutes, l'enfant quitta le sein et tomba mort dans les bras de sa mère [1].

S'il arrivait qu'une femme qui nourrit éprouvât une de ces vives secousses, elle devrait prendre une infusion de tilleul et de feuilles d'oranger, et, lorsqu'elle serait redevenue calme, faire tirer son lait, soit par une grande personne, soit au moyen d'une pipette.

Les autres conseils qu'il convient que suive une nourrice sont de respirer un air pur et sec ; de faire tous les jours un peu d'exercice et de préserver ses seins du froid. Quand les lochies ont cessé de couler, il est convenable qu'elle fasse usage, comme d'ordinaire, des bains de propreté.

1 A. Combe. *On the management of infancy*, 1850.

C'est une erreur de croire que la simple excitation produite par les approches conjugales suffise pour donner au lait des qualités nuisibles à l'enfant. Il faut, non pas les interdire, mais en conseiller, comme toujours, l'usage modéré.

Une *grossesse* qui survient *pendant l'allaitement* doit-elle le faire interrompre ? Chez les femmes fortes et d'une bonne santé, la grossesse n'a souvent aucune influence sur la lactation ; elle ne diminue pas la quantité du lait, et n'altère en rien ses bonnes qualités. Mais, chez le plus grand nombre des femmes, au contraire, le lait s'éclaircit, devient plus rare et moins nutritif. En résumé, il ne saurait, sur ce point, y avoir de règle générale : quand une nourrice devient enceinte, elle peut continuer de nourrir tant que l'enfant se porte bien.

Le plus souvent les règles cessent complétement de se montrer pendant la durée de l'allaitement. Ce sont alors les seins qui, par la secrétion du lait, consomment le sang surabondant auquel elles donnaient issue. Il y a donc antagonisme naturel entre la secrétion du lait et la menstruation. Aussi, le plus souvent, le lait diminue et s'éclaircit *quand les règles reparaissent;* dans ces cas, il y a indication de sevrer l'enfant. Mais, s'il ne paraît en ressentir aucun dommage, et que sa santé se maintienne, il faut continuer à nourrir. Il est très-commun de voir des femmes, chez lesquelles les règles ont reparu de bonne heure, faire malgré cela de beaux nourrissons. Néanmoins, quand on choisit une nourrice, on ne doit pas prendre une femme chez laquelle les régles ont reparu, parce que leur retour est ordinairement l'indice que la secrétion du lait sera de bonne heure diminuée ou supprimée.

VI. *Régime alimentaire des enfants pendant l'allaitement.*

A. *De quelle manière l'allaitement doit-il être réglé?* — Dans les premières semaines, la plus simple et la plus sûre de toutes les régles est de laisser teter l'enfant toutes les fois qu'il le veut et autant qu'il le veut. Les longs intervalles consacrés au sommeil divisent naturellement les vingt-quatre heures en une certaine quantité de repas, dont plus tard on peut conserver le nombre, l'augmenter s'il est besoin, ou le diminuer à l'aide des promenades au grand air, des distractions sagement ménagées.

Bientôt on sentira la nécessité de régler l'allaitement, d'abord dans l'intérêt de l'enfant, parce que la régularité, toujours si nécessaire à la santé, l'est particulièrement ici pour assurer de bonnes digestions, et ensuite parce qu'il est nécessaire, pendant la nuit surtout, que la nourrice puisse prendre un repos d'où dépendent sa santé et, d'une manière indirecte, celle de son nourrisson.

On ne devra donner le sein à l'enfant que toutes les deux ou trois heures, pendant le jour ; et, pendant la nuit, deux ou trois fois au plus ; en se souvenant de ne le laisser au sein qu'autant qu'il suce avec avidité. Du reste, il est difficile de donner à cet égard des préceptes bien précis, et les repas minutieusement réglés ne conviennent pas à tous les enfants. En avançant en âge, les enfants tètent plus à la fois, et moins souvent ; bientôt ils s'habituent à ne prendre le sein que trois ou quatre fois par jour, et une ou deux fois pendant la nuit. Les habitudes n'ont pas moins d'influence sur les enfants que sur les grandes personnes ; tout dépend donc de celles que les nourrices leur font prendre.

Lorsque l'enfant est soumis à un régime convenable, on le reconnait au bien-être, à la vivacité, à la gaieté et au bon sommeil qu'il éprouve. Si on observe des signes contraires, on devra chercher en quoi pèche le régime, et quelles sont les modifications qu'il y faut introduire.

B. *A quelle époque il convient d'introduire des aliments dans le régime de l'enfant.* — Si le lait de la nourrice suffit, pour la qualité et la quantité, aux besoins de l'enfant, pendant une année entière, on ne saurait mieux faire que de le laisser teter exclusivement. Le lait est l'aliment que la nature assigne à l'enfant. Intermédiaire à la nourriture animale et à la nourriture végétale, il convient à l'enfant, parce qu'il contient tous les éléments de réparation dont il a besoin pour s'accroître, et que sa facilité de digestion est en rapport avec les forces de son estomac, qui sont faibles encore. C'est par suite de cette nécessité d'un rapport exact entre les qualités de la nourriture et les forces digestives que, pour l'enfant nouveau-né, le lait ne peut être remplacé par rien, sans plus ou moins d'inconvénient.

En général, il devient nécessaire, vers cinq ou six mois, de faire manger l'enfant. Cependant, si le lait de la nourrice, même en y adjoignant le lait de vache coupé avec l'eau d'orge, était évidemment insuffisant, on pourrait commencer dès l'âge de trois mois à donner, en petite quantité, une alimentation légère.

c. *De la bouillie et de ses inconvénients.* — Lorsque les enfants deviennent assez forts pour que le lait ne leur suffise plus pour toute nourriture (ce qui, comme nous l'avons vu ci-dessus, n'a pas toujours lieu à la même époque), il faut y ajouter graduellement, jusqu'au sevrage, des aliments plus solides et pris en quantité de plus en plus grande.

C'est un abus malheureusement trop accrédité de leur donner de la bouillie. Ce sont, à coup sûr, dit Saucerotte, les nourrices mercenaires qui ont inventé ou qui, du moins, perpétuent l'usage de cette colle indigeste, parce que, l'estomac de ces malheureux petits êtres une fois gorgé, ils ont moins besoin du sein.

Ces mères empruntées prétendent faussement aussi que la bouillie apaise les tranchées. Ce qui peut les fortifier dans ce préjugé, c'est que, l'estomac de leurs nourrissons étant rempli de ce mets épais et indigeste, ils sont engourdis jusqu'après la digestion imparfaite de ce mauvais aliment. Mais, lorsque cette espèce de stupeur est passée, ils annoncent par leurs cris le vice de leurs digestions. On ne peut trop répéter que l'usage de la bouillie affaiblit les organes digestifs, cause des saburres, des coliques, amène des selles verdâtres, dispose les enfants au gonflement et à la dureté du ventre, et enfin au rachitisme et aux écrouelles. (SAUCEROTTE.)

D. *Des aliments qui conviennent aux enfants.* — Les aliments qui conviennent le mieux aux enfants sont les soupes préparées au pain, parce que la fermentation qu'il subit le rend plus léger et plus facile à digérer. Ainsi, on doit placer en première ligne, et comme aliment ordinaire, les panades préparées un peu claires ou rendues telles avec du lait, et les soupes au lait faites avec du pain. Viennent ensuite les potages faits avec de la semoule ou des fécules, comme le tapioka, le salep, l'arrow-root, ou même la fécule de pomme de terre. On se trouve bien également d'introduire dans le régime des enfants les gruaux d'orge, d'avoine, ou le riz, cuits avec de l'eau et un peu de sel, puis éclaircis avec du lait. Une remarque qui s'applique à tous ces aliments, c'est qu'ils doivent être présentés très-peu chauds.

De six à sept mois on pourra donner place au bouillon dans l'alimentation des enfants, et leur en faire un potage tous les jours ou tous les deux jours. On pourra aussi leur donner de la mie de pain trempée dans du jus de viande, et de l'eau sucrée rougie. Cette eau sucrée rougie, si on y trempe du pain, peut de temps en temps remplacer un potage; elle est d'un usage commode pour les promenades de l'enfant.

Il y a des cas où la viande convient aux jeunes enfants; mais alors c'est pour eux un médicament que le médecin seul peut prescrire. Raisonnablement on ne doit permettre l'usage de la viande aux enfants que lorsque leur dentition est à peu près achevée.

VII. *Du sevrage.*— 1° *A quelle époque*

et comment faut-il sevrer ? — Règle générale, il y a plus d'inconvénients à avancer le moment du sevrage qu'à le reculer. A moins de nécessité, il convient de ne sevrer les enfants qu'après l'entière sortie des douze premières dents, c'est-à-dire après la percée des canines. Ce qui doit faire retarder le sevrage jusqu'à cette époque, c'est le danger bien moindre des accidents de la dentition, et des maladies qui peuvent survenir pendant son cours, lorsqu'en prenant le sein l'enfant peut y puiser, en même temps qu'une boisson, celui de tous les aliments qui convient le mieux à ses besoins. Une autre considération vient se joindre à la précédente, c'est que, rarement avant cette époque, les enfants ont un appétit soutenu, parce que leurs organes digestifs manquent encore de force, surtout pour la digestion des aliments solides.

L'allaitement prolongé est assurément le meilleur moyen de fortifier la santé d'un enfant faible, et on ne sait pas assez combien de santés débiles sont dues à un allaitement d'une trop courte durée. En général, parmi nous on sèvre trop tôt les enfants ; nos ancêtres les gardaient plus longtemps à la mamelle, et c'était en grande partie la source de leur santé si belle, si ferme et si vivace.

Ce qui importe particulièrement pour que le sevrage s'opère sans danger, c'est que la transition entre l'allaitement et et le régime nouveau soit bien ménagée. Il faut d'abord cesser d'allaiter pendant la nuit, puis présenter le sein de moins en moins souvent dans le courant de la journée, en accoutumant insensiblement l'enfant à une nourriture plus solide, et en suppléant au lait maternel par de l'eau d'orge ou de gruau coupée avec du lait; on peut même de temps en temps donner de l'eau légèrement rougie.

Beaucoup de médecins pensent qu'il est plus convenable de sevrer au printemps ou à l'automne.

Quelques enfants ne se sèvrent qu'avec beaucoup de difficultés, et on est obligé de les dégoûter du sein, en appliquant sur le mamelon une substance d'une saveur désagréable, comme la teinture d'absinthe, de gentiane ou d'aloés.

Une fois l'enfant sevré, il convient d'unir dans son régime les substances animales et les substances végétales dans des proportions raisonnables, et de manière à ne pas rendre le régime trop stimulant.

2° *Du sevrage, relativement à la nourrice.* — Si le sevrage a été bien conduit, la quantité de lait diminue tous les jours, à mesure que l'enfant prend le sein moins souvent. Si la secrétion du lait continuait à être abondante, on ferait prendre, matin et soir, une cuillerée à bouche d'élixir Américain dans une tasse d'infusion de tilleul, et une ou deux bouteilles d'eau de Sedlitz, ou de limonade au citrate de magnésie.

DEUXIÈME SECTION.

De l'allaitement artificiel et de celui par les animaux.

Si la mère n'a pu nourrir, si on a été obligé d'enlever l'enfant à la nourrice d'abord choisie, ou s'il a été impossible d'en trouver une qui réunit les conditions indispensables, on pourra recourir à l'allaitement artificiel ou à celui par les animaux.

I. *De l'allaitement artificiel.* — Il consiste à faire boire à l'enfant, à l'aide d'un vase dont la forme et le principe de construction peuvent varier, du lait de vache, d'ânesse ou de chèvre, coupé soit avec de la décoction d'orge ou d'avoine, soit avec de l'eau de riz ou de l'eau panée, selon les circonstances.

Le lait d'ânesse, dont la composition se rapproche le plus de celui de la femme, devrait être préféré, s'il n'était si souvent difficile de se le procurer. Il est donc rare qu'on ait recours à un autre lait qu'à celui de vache.

Vers le deuxième ou le troisième

mois, on peut se dispenser de couper le lait, et souvent même il devient nécessaire alors d'y joindre un ou deux petits potages par jour.

Il convient que le lait qu'on donne à un nouveau-né soit d'un animal ayant mis bas récemment, parce qu'alors il est plus en rapport avec les forces digestives de l'enfant. On doit avoir soin qu'il provienne toujours de la même bête ; il faut le conserver dans un endroit frais, sans avoir été bouilli, et ne le chauffer et le couper, avec la décoction d'orge ou de gruau, qu'au fur et à mesure de la consommation. Il vaut mieux le chauffer au bain-marie que de le soumettre à l'action directe du feu.

On fait boire le lait à l'enfant avec un biberon, ou plus simplement avec une *fiole à médecine*[1], fermée avec un petit morceau d'éponge fine recouvert de gaze. Ce petit appareil, qui peut s'improviser partout, constitue peut-être la meilleure espèce de biberon. La petite éponge qui en forme le bouchon doit être constamment tenue dans de l'eau fraîche fréquemment renouvelée, et remplacée par une autre, dès qu'elle est durcie par du lait caillé et commence à sentir l'aigre.

Pour l'association des potages et des autres aliments aux boissons, il faut suivre les conseils donnés au chapitre de l'allaitement naturel.

L'allaitement artificiel diffère essentiellement de celui par une nourrice, et

1 Terme technique, qui est employé, dans les pharmacies, pour désigner une bouteille d'une forme particulière.

on ne parviendra que rarement à élever par ce moyen un enfant d'une faible constitution. Aussi est-il désolant de voir aujourd'hui tant de parents l'adopter avec une incroyable légèreté, alors qu'il serait possible de faire autrement. M. Villermé a établi, par de nombreuses recherches statistiques, que la mortalité des enfants nourris artificiellement est beaucoup plus considérable que celle des enfants allaités au sein. Ainsi donc, au lieu d'être généralement adopté sans véritable raison, il devrait constituer seulement une ressource extrême, et n'être jamais appliqué à des enfants délicats ou d'une mauvaise constitution.

II. *De l'allaitement par des femelles d'animaux.* — Cet allaitement, qui était en usage dans l'antiquité, l'est encore, dit-on, dans certaines parties de l'Allemagne et de la Suisse. Le lait d'ânesse et le lait de vache conviendraient mieux par leurs qualités que le lait de chèvre, auquel on donne généralement la préférence dans ce cas. Mais on choisit ce dernier parce qu'il est plus aisé de se procurer l'animal qui le fournit, de l'avoir à chaque instant sous la main, et qu'étant d'une grande docilité, il s'habitue très-vite à l'enfant.

Ce mode d'allaitement, qui a de réels avantages sur l'allaitement au biberon, a de commun avec lui de donner à l'enfant un lait disproportionné avec ses forces digestives, ce qui n'est pas sans inconvénients. Mais, d'autre part, il permet de communiquer au lait les propriétés de certains médicaments administrés à l'animal. On est donc heureux, dans quelques cas rares, d'y pouvoir recourir. Les inconvénients d'un lait trop épais sont de beaucoup diminués si la chèvre a mis bas récemment.

CHAPITRE III.

Des soins de propreté, des bains, des vêtements, de l'exercice et du sommeil.

1. *Des soins de propreté.* — A. *Lavages quotidiens de tout le corps.* A dater du moment de sa naissance, l'enfant doit être lavé chaque jour, dans toutes les parties de son corps, avec une éponge imbibée d'eau légèrement dégourdie. Ce lavage doit être fait rapidement, dans une pièce dont la température soit convenable, et devant le feu dans la saison froide. On se sert d'une éponge douce qu'on promène sur tout

le corps, et on essuie immédiatement avec un linge fin, en frictionnant un peu la peau pour amener de la réaction.

Les lavages avec de l'eau froide, que quelques auteurs conseillent indistinctement pour tous les enfants, à partir du moment de la naissance, sont assurément un des moyens les plus salutaires de l'hygiène; mais il n'y faut recourir que dans des cas déterminés et avec beaucoup de précautions. On ne doit, en général, les employer que chez des enfants forts, dont la peau reprend promptement sa chaleur, les pratiquer très-rapidement, et les faire suivre d'une friction assez prolongée avec le linge doux dont on se sert pour essuyer le corps. On ne fera jamais usage que d'eau à seize degrés environ; il est même bon de n'arriver que graduel-

lement à cette température, et lorsque l'enfant a déjà plusieurs mois. Ce
lavage, à cause des soins qu'il réclame
et des dangers qu'il fait courir lorsqu'ils
sont négligés, doit toujours être pratiqué, soit par la mère elle-même, soit
en sa présence. C'est surtout quand il
s'agit d'enfants faibles et délicats qu'il
importe de n'y arriver que graduellement, de n'y pas recourir à un âge trop
peu avancé, et de ne négliger aucune
précaution. Pratiqué dans ces conditions, sur les conseils et sous la direction d'un médecin, il n'est pas d'usage
plus salutaire : il endurcit contre le
froid, fortifie la peau, et entretient ses
fonctions, si nécessaires pour l'harmo-
nie de toutes les autres fonctions.

Il est important de laver avec soin le
derrière des oreilles et tous les endroits

où la peau fait des plis, parce qu'ils sont le lieu ordinaire des gerçures ou excoriations, auxquelles les enfants sont si sujets, et qui proviennent le plus souvent de la malpropreté.

L'habitude des lavages quotidiens est souvent abandonnée quand les enfants, devenus propres, ne sont plus à chaque instant salis par leurs excrétions. En général, vers l'âge de deux ans, on ne leur lave plus guère que la figure et les mains. Cela est fâcheux ; car le lavage quotidien à l'eau froide est une pratique si excellente et si salutaire, qu'elle devrait être continuée sans interruption pendant toute la durée de la vie.

B. *Toilette de la tête.* — Chaque jour la tête des enfants doit être peignée, lavée et brossée. Souvent, une couche épaisse de crasse recouvre sa partie antérieure, et un préjugé vulgaire conseille de la respecter. Si on néglige de l'enlever, elle cause l'inflammation du cuir chevelu, et amène la formation de croûtes sous lesquelles il s'établit une suppuration. Pour la faire disparaître, il suffit de l'imbiber tous les matins d'huile d'olive, et, une heure ou deux après, de brosser légèrement la tête; après quelques jours, il n'en reste plus de trace, et l'enfant ne s'en porte que mieux.

Les poux ne sont jamais nécessaires à la santé, comme quelques mères le pensent encore, d'après un vieux préjugé. Il faut donc en débarrasser l'enfant, non pas à l'aide de pommades mercurielles, mais par des soins d'extrême propreté.

c. *Propreté des linges.* — On se gardera d'imiter certaines nourrices qui font sécher les couches qui n'ont été que mouillées d'urine, et s'en servent de nouveau. On doit changer les enfants aussitôt que leur linge est souillé, et on ne doit le faire qu'avec du linge blanc.

Lorsque les enfants salissent leurs couches, il ne faut pas les laisser croupir dans leurs excrétions, ni se contenter de les essuyer avec le coin des langes qui les entourent, mais les laver avec une éponge et de l'eau tiède, dans laquelle on peut ajouter un peu de vin ou d'eau de Cologne, pour raffermir la peau.

D. *De la régularisation des selles.—* Pour prévenir les inconvénients qui résultent du fréquent contact des selles et de l'urine avec la peau si tendre des enfants, il faut les habituer, aussitôt que possible, à satisfaire ces besoins sur le bassin. Dans l'enfance, les habitudes se contractent avec une extrême facilité : il suffit pour cela d'accoutumer l'enfant, de très-bonne heure, à aller à la garde-robe à des heures réglées, en le présentant au bassin deux ou trois fois par jour.

II. *Des bains.* — L'habitude des bains est une des plus salutaires que l'on puisse faire prendre à l'enfant, et on doit l'y accoutumer presque dès la moment de la naissance.

En raison de la grande sensibilité des enfants au froid et de la manière désavantageuse avec laquelle ils supportent les brusques variations de température, les bains tièdes sont les seuls qui leur conviennent. Leur degré de chaleur doit être à peu près celui du corps (vingt-sept à trente degrés), et le thermomètre doit toujours servir à l'apprécier, tant il importe de ne pas se tromper, même de quelques degrés. Plus l'enfant est jeune, plus ces recommandations sont de rigueur. La durée du bain doit être de douze à quinze minutes. — Lorsque les enfants sont régulièrement lavés tous les jours, un bain par semaine peut suffire. Les enfants très-jeunes ne doivent pas être abandonnés à eux-mêmes dans le bain ; la nourrice doit leur soutenir la tête d'une main, tandis que l'autre est passée sous l'articulation des genoux. Lorsque les enfants ont acquis la force de se soutenir seuls dans le bain, ils ont encore besoin d'une grande surveillance.

Certaines personnes préfèrent le bain froid au bain tiède, même dès le moment de la naissance ; mais la raison et l'expérience s'accordent pour condamner cette pratique, à laquelle les enfants vigoureusement constitués peuvent seuls résister.

En sortant du bain, l'enfant devra être promptement essuyé et frictionné à l'aide d'un linge fin, et la friction sera continuée ensuite, pendant quelques minutes, avec la main nue.

III. *Des vêtements.* — Nous avons parlé ci-dessus des premiers vêtements qui conviennent au nouveau-né.

Vers l'âge de trois ou quatre mois, on peut commencer à mettre à l'enfant, pendant le jour, une petite robe composée d'un corsage fait à plis, qui remédie en partie au défaut de fermeté que présentent encore les enfants, et d'une jupe un peu longue. On couvre leurs jambes avec des bas, et on les chausse avec de petits souliers en étoffe souple, et de dimensions telles, que ni les mouvements ni le développement du pied ne soient gênés.

Il est bon aussi, à la même époque, quand la saison n'est pas rigoureuse, d'accoutumer l'enfant à conserver sa tête nue : les cheveux sont ordinairement assez longs alors pour que cette pratique soit sans inconvénients.

Il serait superflu de dire que les vêtements doivent être adaptés à la température et à la saison. Le point capital, quand il s'agit des vêtements des enfants, c'est de ne jamais oublier que la production de la chaleur animale est plus faible dans l'enfance qu'à une période plus avancée de la vie, et que, par conséquent, les vêtements doivent être plus soigneusement disposés, de manière à leur assurer une chaleur convenable. La vigilance avec laquelle les femelles d'animaux préservent leurs petits de l'action du froid pourrait ici nous servir de leçon. Mais il faut éviter avec non moins de soin de charger les enfants de vêtements trop chauds, ou de les faire vivre dans des chambres d'une température trop élevée.

Une autre remarque générale doit être faite ici : c'est que les vêtements des enfants doivent leur laisser une entière liberté de mouvements, et ne comprimer ni la poitrine ni le ventre. On doit aussi s'attacher à remplacer partout les épingles par des cordons.

On comprend qu'en vertu de ces principes, la manière dite anglaise de vêtir les enfants doit être sévèrement proscrite. Comment, tandis que les adultes,

chez lesquels la puissance de calorifica-
tion a tout son développement, protégent
avec soin, par des vêtements en rapport
avec la température, toutes les parties de
leur corps, a-t-on pu avoir la malheu-
reuse idée de laisser nus, en toute
saison, pendant les cinq ou six premières années de la vie, le cou, les
épaules et les membres des pauvres enfants? On ne saurait rien imaginer de
mieux pour compromettre leur santé.
Le croup, les inflammations du larynx,
des bronches et du poumon, en sont les
résultats les plus ordinaires, et trop
souvent ils ne sont que les précurseurs
de la phthisie.

En raison des causes nombreuses qui
peuvent mettre dans la nécessité de renouveler fréquemment les vêtements
des enfants, leur garde-robe doit se

composer d'un assez grand nombre de pièces de rechange.

IV. *De l'exercice.* — 1° *Pendant les premiers temps de la vie.* — A moins qu'un temps tout à fait contraire ne s'y oppose, vers la seconde ou la troisième semaine, un peu plus tard en hiver qu'en été, on fera tous les jours prendre l'air à l'enfant. L'air pur et les principes vivifiants qu'il renferme sont aussi indispensables à la vie que le boire et le manger. Mais, outre son importance directe comme cause de santé, cette méthode a l'avantage d'endurcir l'enfant contre les plus puissantes influences morbifiques, en l'habituant à supporter sans danger les vicissitudes atmosphériques. Cependant, s'il était chétif et délicat, il faudrait, quand le temps est froid, ne l'exposer à l'action de l'air qu'avec précaution, et en ayant soin de le vêtir suffisamment. On devrait même s'en abstenir s'il paraissait en souffrir et en éprouver une influence fâcheuse. Enfin, cet exercice importe autant à la nourrice qu'à l'enfant, car sa privation suffit pour détériorer son lait.

Pendant les quatre ou cinq premiers mois de la vie, les os, les ligaments et les muscles n'ont pas assez de force pour que l'enfant puisse se tenir lui-même assis ou debout, et supporter le poids de la tête. L'exercice doit être alors purement passif, et se borner à des promenades dans les appartements ou en plein air, l'enfant étant porté *presque horizontalement* sur les bras de sa nourrice, qui doit s'habituer à le tenir tantôt sur un bras, tantôt sur l'autre. On a vu des enfants, par suite de l'oubli de cette précaution, avoir une cuisse et une jambe déjetées. Il n'est rien de dangereux comme d'exciter les enfants à un exercice actif prématuré, qui souvent produit des déviations des membres inférieurs ou de la colonne vertébrale, et qui cause toujours dans les fonctions des poumons, du cœur et de l'estomac une gêne qui n'est pas sans dangers. C'est seulement à quatre ou cinq mois que le corps des enfants offre assez de résistance pour qu'ils se soutiennent eux-mêmes, et ce n'est qu'à douze ou quinze mois qu'ils commencent à marcher seuls.

Pendant les premiers temps de la vie, il importe, à cause de la délicatesse de l'organisation des enfants et de leur impressionnabilité aux influences extérieures, que les promenades soient courtes (une demi-heure ou une heure) et n'augmentent que graduellement de durée.

On doit bien se garder d'exposer les yeux de l'enfant à l'action d'une lumière vive et subite; et surtout à celle des rayons solaires ou d'un feu éclatant. Car la tendre organisation de l'œil en peut recevoir une irréparable atteinte, et la vue se trouver pour toujours affaiblie ou détruite. La surveillance doit être d'autant plus grande, que cela est arrivé souvent sans que l'enfant ait donné aucun signe de douleur. — Une semblable précaution doit être prise pour préserver le sens de l'ouïe de l'action des bruits violents, qu'on a vu plusieurs fois produire des convulsions.

2° Quand l'enfant commence à se mouvoir de lui-même. — Dès que les enfants peuvent se mouvoir d'eux-mêmes, il est bon de les laisser à terre,

pendant une partie du jour, sur un ta-
pis, une couverture, ou sur le gazon
s'il est bien sec, pour qu'ils s'y meu-
vent à leur aise et comme il leur
plaît. Un petit chariot dans lequel on les
assied convient aussi pour leur faire
prendre de l'exercice. La méthode de les
abandonner à eux-mêmes pour se lever
et commencer à marcher est prise dans
la nature, et est infiniment préférable à
celle de les mettre droits dans des chariots roulants ou de les soutenir par des
lisières. Ces moyens leur compriment la
poitrine, leur font lever les épaules, tendre le derrière, et leur engorgent le cerveau par la gêne que cette compression
produit. Dès qu'ils se sont essayés eux-
mêmes en se traînant, ils en deviennent
plus hardis; et, dès qu'ils peuvent se tenir droits, il faut les engager à marcher

en les agaçant et leur présentant à quelques pas un objet agréable, mais point de friandises (Saucerotte). Avec un peu de surveillance, il n'y a rien à craindre d'abandonner ainsi les enfants à eux-mêmes, et il est fort intéressant de voir avec quel soin ils veillent à ce qu'il ne leur arrive pas d'accident. C'est une mauvaise habitude, quand les enfants essayent à marcher, de vouloir les soutenir par les bras, car on paralyse ainsi les efforts qu'ils font pour se tenir en équilibre, ce qui est pour eux la grande question.

Les personnes qui soignent les enfants doivent éviter avec soin de les prendre par les bras pour les soulever. Dans l'enfance, les jointures et les os sont si faibles que les luxations et les fractures surviennent avec une facilité extrême.

Quand on veut prendre un enfant pour le soulever, il faut toujours placer une main de chaque côté de la poitrine, immédiatement au-dessous des aisselles.— Quelques personnes ont la mauvaise habitude de lever les enfants par la tête d'une manière brusque : il en peut résulter une luxation mortelle.

Tels sont les principes qui doivent diriger l'exercice des enfants pendant les premiers temps de leur existence.

3° *Lorsque l'enfant commence à marcher seul.* — Dès que l'enfant commence à marcher seul, il faut l'abandonner à lui-même en exerçant une surveillance raisonnable, mais sans concevoir à chaque instant de vaines et inopportunes frayeurs. Quelques chutes sans danger sont pour l'enfant un enseignement plus efficace que mille exclamations de sa nourrice. Par des cris continus et une surveillance trop minutieuse, on excite la timidité et l'appréhension, quand il faudrait seulement cultiver la prudence, l'adresse et la présence d'esprit du jeune élève. Il faut que l'enfant prenne l'habitude de surmonter, par ses propres efforts, les petites difficultés qu'il rencontre dans ses jeux.

Des bourrelets. — Les avis sont différents sur l'emploi des bourrelets. On prétend qu'ils donnent de la confiance aux enfants, en préservant, dans les chutes, le visage et principalement le nez. Mais l'expérience démontre que, si on laisse ces jeunes êtres essayer de bonne heure leurs forces et gambader à terre, ils auront bientôt acquis assez d'adresse et de confiance en eux-mêmes pour se hasarder seuls et sans secours. Il n'y a

donc aucune utilité à charger leur tête
d'un moyen de protection qui l'échauffe
et la comprime. Les enfants supportent
difficilement une invention si peu naturelle, et, pendant longtemps, ils cherchent opiniâtrément à s'en débarrasser.

4° *Quand il sait marcher seul.* —
Quand l'enfant sait marcher et courir,
il faut le laisser jouer au grand air tous
les jours pendant cinq ou six heures, afin
qu'il prenne, comme dit Hufeland, « un
bain d'air prolongé. » « Ce devrait être
pour nous, ajoute-t-il, une loi sacrée et
inviolable de ne pas laisser passer un
seul jour sans procurer à l'enfant cette
jouissance si importante et si vivi-
fiante. »

La promenade des enfants aura lieu
au soleil, si ses rayons sont doux, et aux

endroits qu'il a quittés après les avoir échauffés, s'il est trop ardent.

Il faut chercher à procurer aux enfants, pendant le temps où ils se livrent à la promenade ou aux jeux, la compagnie des enfants de leur âge ou à peu près. Les enfants ne s'amusent réellement qu'avec d'autres enfants, et rien ne développe aussi bien leur intelligence, en formant leur caractère, que la société. La solitude les fait souffrir, retarde leur développement, les rend orgueilleux, jaloux, insociables, et donne souvent naissance à l'onanisme. La société des grandes personnes ne saurait suffire aux enfants ; elle a pour effet habituel de comprimer leur caractère et de les rendre malheureux, en s'opposant à la manifestation et au développement de leurs facultés naturelles.

Rien n'est plus propre qu'une hygiène bien entendue de l'exercice, surtout si elle est jointe à un régime convenable, à affermir la constitution des enfants, si elle est bonne, ou à la fortifier, si elle est mauvaise. Dans les premières années de la vie, ces moyens ont toute leur puissance sur une organisation encore malléable et flexible. Bientôt, du reste, la nécessité d'instruire l'esprit et de former le cœur viendra priver de leur secours.

« Les exercices du corps, dit Plutarque, sont nécessaires pour en augmenter la force et lui donner une bonne conformation. C'est l'heureuse constitution du corps qui, dès l'enfance, peut être regardée comme le fondement d'une belle vieillesse. Dans le temps serein, il faut se préparer un abri contre l'orage;

dans le jeune âge, il faut se faire une constitution capable de conduire à la vieillesse. »

V. *Du sommeil.* — Pendant les six premières semaines de son existence, l'enfant ne fait guère autre chose que prendre des aliments, et dormir en digérant. Ce n'est donc que passé cette époque qu'il y a des moments pendant lesquels il est vraiment éveillé. On ne peut guère alors donner de règle fixe, il faut écouter la voix de la nature, laisser l'enfant dormir quand il en éprouve le besoin, et ne point faire d'effort pour le soumettre à une règle artificielle. Si l'enfant est vif et gai à son réveil, on peut être certain qu'il n'a pas trop dormi. A moins que son temps de veille ne se termine par une apparence d'épuisement et de malaise, il n'y a pas à s'inquiéter de sa durée, ni à essayer de l'endormir de force.

A mesure que l'organisation de l'enfant se perfectionne, son besoin d'activité augmente et la durée du sommeil diminue. Il importe alors de soumettre à l'influence de l'habitude, par des heures régulières, le temps de la veille et celui du repos. C'est le seul moyen de procurer à l'enfant les bienfaits d'un sommeil réparateur. La nuit est le temps qu'il convient de lui consacrer, et, par conséquent, c'est sur le sommeil du jour qu'on doit prendre pour ajouter à la veille; car une sage hygiène interdit de faire veiller les enfants.

Jusqu'à l'âge de deux ans, l'enfant doit dormir environ deux heures pendant la journée.

Convient-il, quand un enfant est endormi, d'éviter de faire autour de lui le moindre bruit, ou doit-on, comme l'a conseillé Rousseau, et après lui M. Donné, l'habituer de bonne heure à dormir au milieu du bruit ? Le système nerveux des enfants est fort impressionnable, leur réveil en sursaut peut amener des accidents fâcheux, comme des convulsions, et assurément il vaut mieux prendre soin qu'ils dorment dans le silence, que d'agiter leur sommeil par des conversations bruyantes, des allées et venues continuelles, et des portes ou des fenêtres ouvertes ou fermées avec bruit.

On doit éviter d'endormir les enfants après un repas copieux, car le sommeil est mauvais et agité, lorsque l'estomac est distendu par des aliments qu'il commence à digérer.

Dans aucun cas, on n'est excusable de

faire prendre aux enfants qui ne dorment pas suffisamment au gré de leur nourrice, soit du laudanum, soit une décoction de pavot. Des empoisonnements mortels ont été le résultat de cette funeste pratique, dont le moindre inconvénient est de produire l'engourdissement des facultés intellectuelles et de les affaiblir pour toujours.

On ne doit laisser ni plantes, ni odeurs fortes dans leur chambre à coucher, le système nerveux en éprouve toujours de fâcheux effets, et des accidents graves en peuvent être le résultat.

Les diverses pièces qui entrent dans la composition de leur lit doivent subir tous les jours l'action lubrifiante de l'air, et il importe qu'elles soient d'une propreté extrême.

L'usage de bercer les enfants règne encore d'une manière à peu près générale, malgré les anathèmes dont il a été l'objet. Il n'a pas, lorsqu'il est doux, modéré et accompagné de chants monotones qui aident à son action, tous les inconvénients dont on l'a accusé ; mais il n'est pas nécessaire, il fait contracter une habitude qui se perd ensuite très-difficilement, et dont la nourrice devient esclave. « Les dames grecques, dit Platon, prenaient leurs enfants entre leurs bras et les endormaient, non en silence, mais en chantant avec douceur. » Le mieux est assurément de revenir à cette coutume, que conseille aussi Galien : « Le bercement, dit-il, peut être comparé au roulis d'un vaisseau agité par les vagues. Si les hommes les plus robustes ne peuvent le supporter, comment voulez-vous qu'il puisse être utile à l'enfant? Endormez-le plutôt par une belle chanson, c'est le moyen de lui inspirer une noble passion pour la mélodie. »

CHAPITRE IV

De la première dentition, des soins qu'elle réclame
et de ses principaux accidents.

1. *De la dentition.* — La dentition étant liée au développement progressif de l'organisation, un enfant d'une bonne constitution traverse ordinairement sans dommage cette période orageuse de la vie. Mais les enfants délicats ou élevés d'une manière irrationnelle y rencontrent souvent mille dangers.

L'enfant qui vient de naître est dépourvu de dents, tout simplement parce qu'elles lui seraient plus nuisibles qu'utiles, le degré où en est arrivé son organisation ne permettant pas qu'il prenne d'autre aliment que le lait de sa nourrice. Plus tard, lorsque cette première nourriture devient insuffisante, et que les aliments ont besoin d'être soumis à la mastication, les dents, qui sont indispensables à l'exercice de cette fonction, viennent pour y concourir. Aussi, comme il y a des organisations qui sont précoces et d'autres qui sont tardives, l'époque de la sortie des dents présente-t-elle peu de fixité. Preuve certaine que le sevrage, ainsi que le changement de régime qui est lié avec lui, est subordonné aux progrès de l'organisation, bien plutôt qu'au nombre des mois qui se sont écoulés depuis la naissance.

Ainsi donc, on ne peut déterminer avec précision l'époque de la sortie des dents. En effet, à côté d'exemples d'enfants nés avec des dents (Louis XIV vint au monde avec quatre dents), on en cite d'autres où elles ne commencèrent à paraître qu'à l'âge de deux ans.

Les premières dents ou *dents de lait* sont au nombre de vingt : huit incisives, quatre supérieures et quatre inférieures; quatre canines, deux en haut et deux en bas, c'est-à-dire une de chaque côté des incisives; enfin, huit petites molaires.

C'est ordinairement du sixième au huitième mois que les deux incisives du milieu se montrent à la mâchoire inférieure; bientôt, à quinze jours ou trois semaines d'intervalle, elles sont suivies par les incisives correspondantes de la mâchoire supérieure. Après un temps variable de repos, on voit paraître les incisives latérales, supérieures et inférieures. Vers quinze mois, les premières petites molaires succèdent aux incisives, laissant entre elles un espace que rempliront plus tard les canines, dont l'éruption est généralement plus tardive et plus laborieuse. — Il arrive quelquefois que les canines se font jour avant les petites molaires, et celles-ci avant les incisives latérales ; mais cela est rare. Quoi qu'il en soit, ce sont toujours les secondes petites molaires qui se montrent les dernières, vers l'âge de deux ans. Telle est la marche ordinaire de la dentition.

La sortie prochaine des dents s'annonce par une salivation abondante et un gonflement douloureux des gencives;

souvent des aphthes ou petites ulcérations de la bouche sont la conséquence de cette irritation de la muqueuse buccale. La toux, la fièvre, le flux de ventre, le vomissement, l'insomnie, les soubresauts, les convulsions, le sommeil léthargique, se montrent dans les dentitions difficiles, et surtout quand les canines doivent percer. Il n'est même pas rare de voir alors des fluxions sur les joues et sur les yeux. Quelquefois aussi les glandes du cou se gonflent et il survient des abcès.

La chaleur de la bouche et l'altération causée par la fièvre font prendre aux enfants beaucoup de lait qu'ils rejettent par le vomissement, et qui peut aussi être une des causes de cette diarrhée qui accompagne si fréquemment la dentition.

II. *Accidents; — moyens de les prévenir.* — Lorsque la chaleur et le gonflement des gencives, ainsi que la salivation, indiquent la prochaine sortie des
dents, il faut pendre au cou des enfants
ou mettre à leur main un petit bâton de
réglisse ou de racine de guimauve ratis-
sée, que l'on peut de temps en temps
enduire d'un peu de miel. On peut également leur donner une petite croûte de
pain sec ou enduite de miel.

La dentition n'est pas nécessairement
une période de maladie. Mais, pendant
sa durée, l'irritabilité inhérente à la
constitution de l'enfant étant augmen-
tée, les maladies sont plus graves et plus
facilement contractées. Une bonne hygiène, à partir du moment de la naissance, est le meilleur préservatif des
accidents qui peuvent survenir alors.

Voici les préceptes hygiéniques qu'il importe d'observer pendant cette époque :

Rien n'étant aussi propre à modérer l'impressionnabilité nerveuse que l'action incessante d'un air pur, pendant la belle saison, quand la température est douce, l'enfant doit vivre à l'air la plus grande partie du temps. Mais, si l'atmosphère est froide et humide, de grandes précautions sont nécessaires, afin d'éviter le froid qui cause alors très-facilement des angines, des bronchites, des fluxions de poitrine, etc.; et, si le temps est tout à fait mauvais, on doit éviter de sortir les enfants.

Comme les enfants sont alors très-sujets au rachitisme, on les tiendra peu sur leurs jambes, dans la crainte de voir les os se courber.

On portera une grande attention sur le régime alimentaire. Ce sont les enfants qui n'ont jamais pris d'autre nourriture que le lait de leur mère, qui passent la dentition avec le plus de facilité. Le lait de la nourrice et une légère émulsion d'amandes douces sont ce qui convient le mieux pendant ce travail. Il faut donner peu d'aliments solides, et les choisir faciles à digérer et non excitants.

Il est souvent très-avantageux d'avoir recours, pour calmer le système nerveux, au bain tiède un peu plus prolongé que d'habitude.

Pendant la dentition, le sang ayant une grande tendance à se porter vers la tête, et des convulsions pouvant en être le résultat, il y a nécessité d'éloigner tout ce qui pourrait échauffer la tête, ou déterminer de l'excitation cérébrale.

L'enfant ne doit subir alors que des impressions douces et calmes. La salivation abondante et le dévoiement ont le grand avantage de s'opposer à cette fâcheuse tendance. La constipation produisant l'effet contraire, il importe de la combattre avec soin si elle a lieu. Enfin, dans quelques cas, on doit recourir au bain de pieds pour empêcher le sang de se porter vers la tête.

Lorsque la douleur et la rougeur locales sont fortes, et accompagnées d'un trouble général très-notable, on obtient par la scarification des gencives un soulagement rapide. Cette petite opération, qui soulage alors par la saignée locale qu'elle produit, peut être nécessaire assez longtemps avant le moment où la sortie des dents aura lieu. On la pratique encore avec beaucoup d'utilité, mais dans un autre but, si, au moment où la dent soulève la gencive pour la percer, il survient des douleurs intolérables. On doit avoir soin, dans ce cas, que la division soit complète sur les enfoncements des dents, afin qu'il ne reste pas de brides.

Pendant la dentition, la nourrice doit surveiller son régime plus attentivement que jamais, et fuir tout ce qui pourrait altérer les qualités de son lait, comme la fatigue, les passions vives, etc.

TROISIÈME PARTIE

DE L'ÉDUCATION PHYSIQUE DES ENFANTS, DEPUIS LE
SEVRAGE JUSQU'A L'AGE DE SEPT ANS.

> Plaise à Dieu que nous cessions de
> perdre nous-mêmes nos enfants ! Dès
> leurs plus tendres années, nous les
> accoutumons aux délices de la vie, et
> cette molle éducation que nous leur
> donnons, au nom de la tendresse,
> brise en eux, à jamais, l'énergie du
> corps et de l'âme. Car, comme tou-
> jours, l'habitude se convertit en une
> seconde nature.
>
> SÉNÈQUE.

Aujourd'hui, comme l'a déjà remar-
qué Hufeland, « on tend heureusement
à rentrer dans les voies de la nature, et
on est convaincu que l'unique moyen de

former des hommes sains et utiles à la patrie, consiste à les familiariser de bonne heure avec les influences au milieu desquelles ils devront vivre un jour, à éviter tout ce qui pourrait leur procurer une maturité précoce, à bien se garder de développer l'esprit aux dépens du corps, en un mot, à respecter les droits si longtemps méconnus de la nature et de l'enfance [1]. »

1. *Caractéristique générale de cette période de la vie.* — Pendant la période qui fait le sujet de cette troisième partie, l'enfant continue à prendre un développement rapide; sa constitution est encore caractérisée par la prédominance de la sensibilité, par la rapidité de la circulation, et afin de suffire

[1] HUFELAND. *Conseils sur l'éducation physique des enfants.*

au prompt accroissement du corps, les fonctions digestives conservent une grande activité. Peu à peu, les sensations laissent dans l'esprit des impressions plus distinctes et plus durables. Comme pour l'enfant tout est nouveau, tout excite sa curiosité et tout l'intéresse vivement. La volonté se caractérise et tend, avec une force et une précision inconnues jusque-là, vers l'accomplissement de ses désirs. Bientôt l'enfant apprend à s'exprimer par la parole. Enfin, il vit sous l'influence de tous les stimulants de la vie, et chaque jour voit en lui une faculté nouvelle s'éveiller, s'accroître ou s'affermir.

II. *Du régime alimentaire.* — Le plus grand nombre des maladies qui causent la mort des enfants ont leur origine dans des erreurs de régime ; et la faiblesse des parents ou leur ignorance en sont la cause première.

Le désir de fortifier les enfants fait qu'on est porté à leur donner une nourriture succulente, en trop grande quantité et à des espaces trop rapprochés.

Si un enfant mange vite, il est à peu près certain qu'il prendra trop d'aliments.

S'il reste désœuvré, au lieu d'être occupé selon son âge, il demandera à manger plus souvent qu'il ne faudrait, et uniquement pour faire quelque chose.

La coutume d'apaiser les larmes des enfants par des sucreries, n'est pas moins pernicieuse au physique qu'au moral.

On ne saurait prendre trop de soin de régler d'une manière précise le nombre et les heures des repas, car l'estomac.

comme tous les autres organes, puise une nouvelle énergie dans le repos, et s'il en est privé, si l'enfant mange à toute heure selon son caprice, il en résultera certainement des indigestions.

Il est bon qu'ils fassent quatre repas par jour. Cependant ceux qui ont un grand appétit, et qui se portent bien d'ailleurs, peuvent manger plus souvent, surtout s'ils ne demandent que du pain et pas de friandises.

La régularité dans les heures de repas est excellente, non-seulement pour assurer la santé des enfants, mais encore pour la tranquillité des mères, qui, sans cela, sont à chaque instant tourmentées par les enfants, qui crient en demandant à manger.

On croit généralement qu'une alimentation tonique et stimulante fortifie plus rapidement les enfants. Il n'est pas d'erreur plus funeste, et l'expérience de chaque jour démontre qu'il y a plus d'inconvénients à les soumettre prématurément au régime animal, qu'à en retarder l'usage plus qu'il n'est rigoureusement nécessaire.

Les viandes blanches, les œufs frais, les aliments végétaux de facile digestion (épinards, chicorée, asperges, artichauts tendres et cuits, etc), les soupes grasses, les panades, le laitage, le pain, quelques fruits bien mûrs mangés crus ou cuits, sont la meilleure nourriture qu'on puisse donner à l'enfant.

Ce n'est que passé l'âge de trois ans que les viandes noires peuvent être admises, dans une notable proportion, à faire partie de leur régime.

On ne doit leur donner ni épices, ni

chocolat (surtout à la vanille), ni aliments de haut goût, ni sauces, ni pâtisse-
ries, ni fromages fermentés. Ces choses
tendent à accroître au delà de toute proportion la sensibilité qui prédomine en
eux, et leur circulation déjà si accélé-
rée. Aussi voit-on les enfants qui en
font usage devenir d'une excitabilité ma-
ladive et maigrir rapidement ; tous accidents qui disparaissent sous l'influence
d'un régime doux, mieux en rapport
avec les besoins de cet âge.

Le café, le thé, le vin et toutes les liqueurs fermentées sont extrêmement
nuisibles aux enfants. L'eau fraiche est
pour eux la meilleure boisson ; tout au
plus doit-on la rougir légèrement.

Saucerotte conseille de leur faire rin-
cer la bouche tous les matins et chaque
fois qu'ils ont mangé avec de l'eau frai-

che, pour leur conserver les dents. Il est bon aussi, ajoute-t-il, de leur en faire boire un verre tous les matins en se levant, c'est à la fois un tonique excellent qui fortifie l'estomac et un dissolvant qui entraine les mucosités qu'il contient, et dont l'enfance abonde.

Au point de vue du régime alimentaire, nos aïeux, qui n'admettaient pas les enfants à leur table, agissaient plus raisonnablement que nous, puisqu'ils n'usaient pas sous leurs yeux des choses qu'ils ne pouvaient leur donner. Il y a sagesse assurément à ne pas faire naitre des désirs qu'on ne peut satisfaire sans danger.

On voit quelquefois des parents assez insensés et coupables pour donner eux-mêmes à leurs enfants des liqueurs et de l'eau-de-vie, et s'efforcer de vaincre la répugnance de ces pauvres petites créatures pour ces funestes boissons, qui, à leur âge, sont bien réellement des poisons. On cite plusieurs exemples d'enfants morts subitement dans les bras de leurs mères après en avoir fait usage.

Une trop grande uniformité dans le régime est une des choses qu'il faut éviter. Si on donne chaque jour à l'estomac les mêmes aliments préparés de la même manière, bientôt il s'affaiblit et digère mal. Il convient à tous les âges qu'il y ait quelque variété dans le régime, sous le double rapport de la nature des aliments et de leur mode de préparation; car la diversité des stimulants est nécessaire pour entretenir l'activité de l'estomac. Cette variété, qui s'accorde avec le besoin, est du reste demandée par le goût. Elle doit avoir lieu d'un repas à l'autre, et non consister dans de nombreux mets différents servis à chacun d'eux : usage qui ne convient à aucune époque de la vie.

Quelquefois les enfants ont une antipathie décidée pour certains mets. Si après plusieurs épreuves ce dégoût persiste, et s'ils paraissent incommodés quand on les force, il est convenable de ne pas insister : l'âge, la raison, et les changements qui surviennent dans les goûts remédient à cette répugnance.

Les enfants ne sachant pas toujours faire un bon usage de leurs dents, on les empêchera de s'en servir pour casser des corps trop durs, comme des noisettes, des noix, des noyaux. Il faut aussi leur défendre de les nettoyer et d'enlever les corps qui se sont insinués entre elles, soit avec la pointe de couteaux ou de ciseaux, soit avec des épingles ou des aiguilles.

III. *Soins de propreté.* — Ils n'ont pas moins d'importance dans cette période de la vie que pendant la précédente. Toute la différence des préceptes à donner à leur égard, c'est que, le développement de l'organisation étant plus avancé et la force de réaction plus grande, l'eau des lotions générales du matin peut être à une température plus basse.

Si l'enfant est robuste et la température douce, on peut sans crainte employer de l'eau à la température de l'appartement. Mais il faut avoir soin d'essuyer rapidement la surface du corps, et de ne pas rester dans un courant d'air quand la peau est mouillée.

Pendant l'hiver on devra employer de l'eau moins froide, surtout si l'enfant est faible.

Règle générale : passé quinze mois, l'eau employée pour les ablutions du matin doit donner une sensation de fraîcheur plutôt que de chaleur. La température doit toutefois s'éloigner d'autant moins de celle du corps que l'enfant est plus délicat et plus sensible au froid.

Quand l'ablution du matin n'a pour but que la propreté du corps, la durée de l'immersion doit être seulement suffisante pour qu'il soit bien lavé et soumis à une douce friction, soit avec la main, soit avec une éponge, et ensuite promptement essuyé. — Si l'eau est trop chaude ou l'immersion trop prolongée, on affaiblit au lieu de fortifier.

Lorsque, soit par suite de la dentition ou de toute autre cause, l'enfant devient vers la fin du jour agité et fiévreux, le bain du soir, donné à une température convenable, et pendant quelques minutes, est une ressource précieuse pour lui rendre sa tranquillité et lui procurer un sommeil calme et réparateur.

Toutes les fois qu'il est convenablement réglé, adapté à la saison et à la constitution, le bain du matin est un puissant tonique et un des meilleurs moyens d'entretenir et de fortifier la santé.

Des besoins naturels. — On doit recommander aux enfants de ne pas se retenir, et de satisfaire aux besoins d'uriner et d'aller à la selle aussitôt qu'ils les éprouvent. Il importe de les faire uriner le matin dès qu'ils sont réveillés.

Il est nécessaire qu'ils s'accoutument de bonne heure à se moucher, pour débarrasser la muqueuse du nez de la sécrétion qui s'y fait à cet âge. Qu'ils évitent d'y porter à chaque instant les doigts et de se gratter l'intérieur du nez avec les ongles : on a vu des ulcères et des polypes en être le résultat. (SAUCEROTTE.)

IV. *Des vêtements.* — La propreté dans les vêtements est imposée par les lois de l'hygiène autant que par les convenances sociales. Le linge de corps devra être souvent renouvelé; tous les jours s'il est possible; et les draps de lit seront fréquemment changés.

Les vêtements des enfants doivent être souples, légers, commodes, et perméables, afin de permettre à la transpiration de s'évaporer. Les vêtements qui retiennent le produit de l'exhalation cu-

tanée sont malsains et affaiblissent la
peau.

Les enfants qui font un exercice convenable et qui sont d'une bonne santé
n'ont besoin ni de flanelle ni de vêtements
trop chauds. L'activité leur procure une
chaleur suffisante et bien préférable à
toute chaleur artificielle.

Ce n'est que dans certains cas excep-
tionnels, chez les enfants délicats qui
conservent difficilement leur chaleur
naturelle, qu'on peut faire porter sur la
peau une flanelle douce. Encore est-il
prudent de ne le faire que sur le conseil
d'un médecin. Pendant l'été cela est inutile et peut même avoir des inconvénients.

S'il faut éviter de trop vêtir les enfants, il ne faut pas apporter moins de
soins à fuir l'excès contraire. Qu'on

se souvienne sans cesse que plus un enfant est jeune, moins il offre de résistance au froid. On a vu des enfants frappés de paralysie des membres inférieurs, pour être restés exposés à une température rigoureuse pendant plusieurs heures. Le froid ne produit pas toujours des accidents aussi terribles et aussi subits, mais il contribue bien souvent au développement des scrofules et à celui de la phthisie pulmonaire.

Les enfants ne porteront pas de cravates chaudes et serrées, qui, faisant affluer le sang au cerveau et en empêchant le retour, peuvent avoir de graves inconvénients. — Les bas seront habituellement de fil ou de coton, et on ne leur fera porter de bas de laine que pendant les grands froids seulement. On les fixera par des jarretières souples et peu serrées, afin que la circulation reste libre dans les jambes et les pieds.

— Il faut avoir soin que les souliers soient aisés et que l'empeigne en soit molle.

Ainsi donc, en résumé, la règle pour tous les cas est d'adapter les vêtements des enfants à leurs besoins. On doit veiller à ce qu'ils soient préservés de toute sensation pénible de froid, sans être surchargés de vêtements pesants qui les fatiguent et leur rendent l'exercice désagréable. Enfin ils auront, pendant l'hiver surtout, la partie supérieure de la poitrine entièrement couverte.

De la coiffure des enfants. — Il est bon de leur faire prendre de bonne heure l'habitude de rester constamment tête nue et de porter les cheveux courts, tant qu'ils sont bien portants. Ce ne peut être que par exception que leur tête soit couverte, ainsi : par un très-grand froid, par une pluie ou une neige abondante, ou par la vive ardeur du soleil. Les coiffures épaisses et chaudes font porter le sang au cerveau, et engendrent de la vermine.

V. *De l'air que doivent respirer les enfants ; des intempéries atmosphériques et de l'exercice.* — Quand il fait beau, un enfant ne saurait trop vivre au grand air, livré à lui-même, et exerçant ses muscles comme bon lui semble. L'exercice, surtout dans la société de petits compagnons du même âge, est de la plus haute importance à toutes les époques de l'enfance. Aussi n'hésitons-nous pas à insister de nouveau sur ce sujet, car généralement, et dans les vil-

les surtout, les enfants vivent trop renfermés et pas assez au grand air.

Même par une température un peu
froide et un temps médiocrement beau,
il convient encore qu'un enfant sorte
tous les jours. Cela n'offre aucun danger,
pourvu qu'il soit suffisamment vêtu,
qu'il joue, et soit sans cesse en mouvement pendant tout le temps qu'il sera
dehors.

Il n'est ni tonique ni calmant dont la
vertu puisse être mise en parallèle avec
cette gymnastique simple et naturelle.

S'il importe de préserver les enfants
du froid, ce n'est pas lorsqu'ils sont dans
les conditions dont nous venons de parler.
Ce qu'il faut leur faire éviter, ce sont les
coups d'air froid; c'est l'humidité des
appartements dont les parquets viennent
d'être lavés; c'est aussi de rester cou-

chés et inactifs sur le sol des pièces car-
relées ou sur du gazon humide. Dans ces
conditions, le froid leur ferait courir de
grands risques, mais non quand ils prennent du mouvement et se livrent à leurs
jeux.

Rien ne nuit plus à la santé des enfants que d'être constamment tenus
dans un milieu atmosphérique d'une
température invariable, parce qu'alors
il suffit de la cause la plus légère pour
les rendre malades. Habituer les enfants
aux variations de la température et à la
diversité des conditions atmosphériques,
est tout aussi important que de les accoutumer à des aliments et à des exercices différents. Les parents devraient ne
jamais oublier qu'il n'est rien de compa-
rable à ce procédé, pour tremper fortement l'organisation, en lui donnant une

force et une souplesse qui s'adaptent à
toutes les circonstances. L'aptitude à subir sans danger l'action des agents au
milieu desquels l'homme est appelé à vivre, est la plus solide base de la santé,
et il n'est ni soins ni précautions qui la
puissent remplacer. Sur ce sujet, on ne
saurait mieux dire que Montaigne : « En-
durcissez votre enfant à la sueur et au
vent, au soleil et aux hasards qu'il lui
faut mépriser. Otez-lui toute mollesse et
délicatesse au vêtir et au coucher, au
manger et au boire. Accoutumez-le à
tout ; que ce ne soit pas un beau garçon
et dameret, mais un garçon verd et vigoureux. »

Pour ce qu'ils peuvent sans dangers
laisser faire à leurs enfants, les parents
doivent un peu mettre de côté des craintes
exagérées et une surveillance trop minu-

tieuse. Il est à propos d'avoir quelque confiance dans l'impulsion intérieure, qui conduit les enfants à tenter certaines choses qu'on n'oserait leur conseiller, et de laisser parfois l'expérience leur graver ses leçons dans la mémoire.

Les jeunes sujets doivent être progressivement exercés, en raison de leur âge, de leurs forces et de leur intelligence, en les laissant folâtrer, gambader, courir, balancer, sauter, danser, jouer à la corde, au cerceau, soulever des masses et les traîner, ployer et casser des branches d'arbres, manier le marteau, le ciseau, la lime, la scie, la pelle, la bêche; jouer à la pelote, aux boules, au volant; tirer l'arc et l'arbalète; monter et descendre des pentes rapides et inégales. — Lorsqu'ils approchent de six à huit ans, on peut les essayer sur des chevaux doux, et les faire glisser, patiner et même nager. — Les filles se livreront à ceux de ces exercices qui peuvent convenir à leur sexe. Dans l'intérieur de la maison, leurs mères ne se contenteront pas de les faire coudre, tricoter ou broder, mais les occuperont encore aux travaux du ménage, afin de les exercer et d'en faire par la suite de bonnes ménagères. (Sarcerotte.)

VI. *Du sommeil.* — C'est vers l'âge de deux ans qu'il convient de faire perdre à l'enfant l'habitude de dormir dans le jour. On ne saurait alors sans inconvénient consacrer au sommeil un temps qui appartient de droit à la promenade. Il faut savoir que les nourrices sont portées à prolonger cette habitude, dans le but de disposer librement du temps pendant lequel l'enfant se livre au sommeil.

Quand les enfants cessent de dormir le jour, pour qu'ils se plient plus facilement à cette nouvelle habitude, il importe davantage de les coucher de bonne heure : à sept heures d'abord, puis à huit heures au plus tard, jusqu'à l'âge de sept ans.

Vers la fin de la journée, ils se trouvent souvent fort excités par le mouvement, le bruit, les jeux qui en ont occupé le cours. Il faut, autant que possible, faire cesser ces causes d'agitation un peu de temps avant l'heure du coucher, pour qu'ils jouissent d'un sommeil calme et réparateur. Si on les a laissés s'exercer à leur fantaisie, la fatigue leur fera sentir la nécessité de dormir.

Il est dangereux, sous plus d'un rapport, de faire coucher plusieurs enfants dans le même lit. Ils doivent toujours coucher seuls.

Que l'on se garde bien aussi de les faire coucher avec de vieilles personnes ; celles-ci réparent leurs forces aux dépens de l'enfant qui cesse de croître, s'affaiblit et semble s'étioler.

On doit exiger rigoureusement que les enfants se lèvent aussitôt qu'ils sont éveillés. A tout âge le séjour au lit, prolongé plus qu'il ne convient, énerve et affaiblit. Une mère qui le permettrait par des motifs de convenance personnelle, serait bien coupable, car il n'est pas de cause plus ordinaire des mauvaises habitudes.

VII. *Seconde dentition.* — Vers la fin de la quatrième année, il pousse deux nouvelles molaires à chaque mâchoire: ajoutées aux vingt dents qui formaient la première dentition, elles portent à vingt-quatre le nombre des dents de l'enfant. Elles forment les premières grosses molaires, et diffèrent des autres en ce qu'elles doivent rester toute la vie, au lieu que les vingt premières dents, ou dents de lait, tombent à sept ans, dans l'ordre suivant lequel elles sont sorties, et sont remplacées par d'autres mieux formées et plus grosses, à l'exception cependant des petites molaires de lait, toujours plus grosses que celles de remplacement.

Vers la neuvième année, deux nouvelles grosses molaires naissent au delà des premières; l'enfant a dès lors vingt-huit dents. Il ne reste plus à pousser que les dents de sagesse, ce qui a lieu de dix-huit à trente ans, et quelquefois beaucoup plus tard.

Ainsi, la dénomination de dentition de sept ans ne s'applique pas à la sortie des grosses molaires, mais au remplacement des dents de lait par de nouvelles dents, travail qui commence vers sept ans, et s'achève dans l'espace de cinq ou six années.

La sortie de ces nouvelles dents est rarement accompagnée d'accidents, et, d'ordinaire, la constitution qui a perdu une partie de sa vive sensibilité ne participe guère à l'irritation locale qui survient alors. Cependant, dans certains cas rares, les accidents locaux sont très-douloureux, déterminent un trouble général des fonctions, et rendent nécessaire l'incision des gencives.

Le travail de la seconde dentition,

comme celui de la première, n'est pas un travail continu et non interrompu; il se fait, au contraire, par saccades, de sorte que l'enfant n'en souffre pas toujours.

L'indication de tenir le corps libre, et, par conséquent, de ne faire usage que d'un régime doux et de boissons émollientes et relâchantes. se représente ici comme pendant la première dentition.

Les dents de lait se gâtent ordinairement de bonne heure, et dès que le travail de la seconde dentition commence à faire sentir son influence. Il est important d'extraire les dents cariées aussitôt qu'elles sont douloureuses, et que l'enfant ne peut plus s'en servir pour manger. On évite ainsi des fluxions qui font souvent gâter les secondes dents, et on prévient leurs déviations, si désagréables, et parfois si difficiles à faire disparaître.

VIII. *De l'éducation des sens de l'enfant.* — Il est nécessaire d'habituer les enfants à faire un bon usage de leurs sens.—Que leur lit, comme il a déjà été dit, soit placé vis-à-vis le jour et jamais de côté. Lorsqu'ils deviennent raisonnables, qu'on ne leur permette pas d'approcher les objets trop près de leurs yeux, et qu'on leur apprenne à juger de la forme et de la distance des corps. Il est nuisible de regarder trop fixement le feu ou le soleil, ainsi que de se contourner les yeux pour faire des grimaces.—Qu'ils ne se gâtent pas l'odorat par des odeurs fortes et en s'insinuant des corps étrangers dans le nez. — Qu'on ne leur affecte pas l'ouïe par des sons forts, aigus et discordants. — Qu'on ait soin de leur nettoyer les oreilles de temps en temps, et qu'ils n'y introduisent pas de corps étrangers. — Que la finesse de leur goût soit conservée, en ne leur donnant pas leurs aliments trop chauds et trop épicés, et en leur interdisant l'usage des fruits qui n'ont pas encore atteints leur maturité. — Enfin, il faut les instruire de bonne heure à être adroits, à se servir également des deux mains, c'est-à-dire à être *ambidextres*, et à juger par le tact du poli, de l'inégalité et de la forme des corps. (SAUCEROTTE.)

IX. *De l'éducation intellectuelle et morale des enfants.* — 1° *Qu'ils doivent être dirigés par l'autorité.* Jusqu'à l'âge de six à sept ans, c'est par l'autorité que les enfants doivent être conduits, et c'est pour ainsi dire dès les premiers jours de la vie qu'il faut leur faire prendre l'habitude de l'obéissance. Si la volonté qui les gouverne est douce et ferme à la fois, le succès est aussi assuré que prompt. Si on laisse remarquer à l'enfant que, par des larmes et des cris, il obtient la satisfaction de tous ses caprices, il est bientôt transformé en un petit despote, qui rend malheureux tous ceux qui l'entourent sans être heureux lui-même. Qu'on lui enseigne donc l'obéissance pour assurer son bonheur et sa santé !

« Une femme de beaucoup d'esprit et de mérite, dit M. le docteur Donné, a très-bien élevé ses enfants avec ces deux seuls mots : *Il le faut, et cela ne se peut pas !* »

C'est donc à l'autorité et non à des discussions inutiles et dangereuses qu'il faut recourir pour élever les petits enfants. L'habitude d'obéir toujours à temps, et de ne jamais faire que ce qui a été jugé convenable par les parents, leur épargne des chagrins, qui sans cela renaissent à chaque instant. Aussi n'entend-on presque jamais pleurer ceux qui sont élevés suivant ces principes.

En aucun cas, on ne doit employer la ruse pour faire obéir les enfants. Il faut mériter leur entière confiance, jusque dans les plus petites choses : l'autorité est à ce prix. Ce qui brille avec le plus d'éclat dans ces jeunes âmes, c'est l'amour du vrai et du juste ; ils s'inclinent sur-le-champ devant une volonté qui est d'accord avec le vif sentiment de la justice qui est en eux, surtout quand l'action de cette volonté est régulière, et que le lendemain ne vient pas effacer le bon effet des conseils de la veille.

2° *Dangers des châtiments corporels.* On ne doit ni frapper les enfants lorsqu'ils ont mal fait, ni les gronder quand ils font des chutes. On a vu de pauvres enfants être ainsi conduits à cacher leurs maux dans la crainte d'être punis, et rester estropiés ou mourir, à la suite d'accidents qu'au premier moment on aurait pu facilement guérir.

3° *Que les parents doivent aimer également leurs enfants.* Les enfants doivent être parfaitement égaux aux yeux de leurs parents. Toutes préférences de la part de ceux-ci sont injustes, et causent aux sujets qui ont à s'en plaindre des impatiences, de la colère et de la taciturnité, qui aigrissent leur caractère et influent d'une manière fâcheuse sur leur santé.

4° Qu'il faut avoir soin de ne pas rendre les enfants peureux. Il est important de recommander aux nourrices et aux bonnes de ne pas taquiner les enfants; de ne leur causer ni peurs ni surprises, et de ne pas les épouvanter par des contes de revenants, d'ogres, de loups-garous, etc. C'est remplir leurs jeunes esprits de sottes idées ou de principes dangereux. De plus, leurs digestions, leur sommeil, etc., peuvent en être troublés, et souvent on leur enlève ainsi l'assurance et la hardiesse dont on a si souvent besoin dans la vie.

Il est des enfants naturellement peureux, et certains parents prétendent les habituer de force à surmonter leur frayeur. On ne saurait trop recomman-

der de ne pas imiter un pareil exemple,
car les effets en sont quelquefois déplo-
rables ; il faut beaucoup de douceur, d'ha-
bileté et de patience pour dissiper ces
craintes involontaires. La prudence conseille même de ne pas trop s'y attacher,
et d'attendre tout du temps et de la
raison.

5° *Éducation intellectuelle.* On doit
tout à fait laisser de côté l'éducation intellectuelle des enfants jusqu'à ce qu'ils
aient acquis assez de force et d'énergie,
et que leur constitution soit suffisamment
formée : il faut bâtir avant de meubler. La
santé est la base de toutes les dispositions
heureuses. Un esprit gai, vif, pénétrant,
ne se trouve que dans un corps souple,
léger, actif. Si on prend soin de former
le corps, l'esprit est toujours de moitié
dans le bénéfice.

En général, on applique prématurément l'esprit des enfants à des études
qui, lorsqu'elles ne sont pas au-dessus
de leur portée, ont encore le grave inconvénient de les fatiguer, et de leur
donner de l'aversion pour les choses
qu'il faudra leur faire apprendre plus
tard.

Si on demande aux enfants une application soutenue avant que leur organisation soit parvenue à un degré de développement assez avancé, on enlève à
l'organisme une partie des forces
dont il avait besoin pour croître encore.
Il en résulte un trouble général des
fonctions et une prédominance du système nerveux, qui devient pour le reste
de la vie une source intarissable de
maux de nerfs, de mélancolie et d'hypocondrie. Le danger est d'autant plus

grand que les enfants sont doués d'une intelligence plus vive et plus précoce. « Distribuée avec modération, l'eau nourrit les plantes, dit Plutarque, prodiguée avec excès, elle les étouffe. Il en est de même de l'esprit : un travail mesuré contribue à son accroissement ; il est abattu par l'excès du travail. »

Enfin, si l'application de l'esprit est nuisible en elle-même et directement, elle ne l'est pas moins en assujettissant les enfants à une sorte d'immobilité, et en les privant d'un exercice salutaire dont ils ne sauraient se passer sans dommage.

Les écoles ont, en outre, l'inconvénient de faire vivre les enfants dans un air corrompu par la respiration d'un grand nombre d'individus.

Il n'est pas non plus raisonnable

de parler aux enfants plusieurs langues à la fois, en plaçant près d'eux des bonnes ou des gouvernantes étrangères. Il en résulte un travail de tête que bien peu d'enfants sont en état de supporter. Beaucoup de ceux qui sont élevés de cette manière sont d'un sérieux qui n'est pas de leur âge; ils paraissent préoccupés, et demeurent la plupart du temps silencieux.

Pour toute instruction, on devrait se borner à donner aux petits enfants des idées justes et claires sur les choses qui les entourent. Les leçons seraient faites en plein air, pendant la promenade. En les faisant lire ainsi dans le grand livre de la nature, ils prendraient l'habitude d'observer et de réfléchir. Ce sont les choses, en effet, et le mot propre à chaque chose, qu'il faut apprendre aux enfants, plutôt que de les appliquer à des connaissances abstraites qui ne sont pas à leur portée. Si on les occupe d'objets présents, appréciables par les sens, et sur lesquels leur curiosité se porte naturellement, ils en reçoivent des connaissances précises, et l'instruction acquise ainsi leur laisse le désir de s'instruire davantage.

Cette méthode, qui, en fournissant un aliment à l'intelligence, discipline l'imagination, ne laisse dans l'esprit que des idées positives et saines.

Apprendre à l'enfant à bien voir, à réfléchir, à comparer, à juger, à reconnaitre les rapports et les différences des choses, n'est-ce pas, en lui enseignant l'usage de son intelligence, lui donner la plus précieuse de toutes les sciences?

6° *Préceptes généraux sur l'éduca-*

tion. Pères et mères, n'oubliez jamais que « c'est la bonne éducation qui seule peut conduire à la vertu, qui seule est capable de procurer le bonheur. Les autres biens ont toute la fragilité de la nature humaine, et méritent peu d'être recherchés. L'éducation seule est divine, seule elle est immortelle ! » (Plutarque.)

Faites-vous aimer de vos enfants, si vous voulez qu'ils vous écoutent.

Soyez bon, et ils vous chériront. L'affection crée l'affection et gagne les cœurs.

Ne vous lassez jamais de leur curiosité, elle est pour eux le chemin de la science.

Répondez à leurs questions avec bienveillance et clarté, et ils prendront l'habitude de vous consulter toujours.

Ne les trompez jamais, redressez leurs erreurs, et ils auront confiance en vous.

Si votre élève s'égare, l'amour seul vous donnera la puissance de le ramener dans la bonne voie; s'il ne vous aimait pas, vous feriez de vains efforts, et il échapperait à votre direction.

Sachez bien que ce qui forme le cœur des enfants, ce sont les exemples qu'ils ont sous les yeux, bien plutôt que les leçons qui frappent leurs oreilles.

Accoutumez vos élèves à être affables et polis, car, rien n'est plus désagréable que le manque d'amabilité.

Faites leur horreur de prononcer des paroles malhonnêtes : « Le discours, disait Démocrite, est l'ombre des actions. »

Il faut que les domestiques qui entourent les enfants, qui contribuent aux services dont a besoin le jeune âge, soient bien choisis; que leurs mœurs soient honnêtes, et que leur langage ne soit pas vicieux. Le proverbe a raison : « On apprend à boiter en vivant avec des boiteux. » (PLUTARQUE.)

On doit prendre garde de rebuter l'enfant en le pressant trop d'apprendre, en le punissant, et surtout en l'humiliant. La contrainte ne peut produire que l'aversion et le dégoût.

Soyez convaincus que si votre jeune disciple ne comprend pas, c'est presque toujours parce que vous vous expliquez mal. Veillez donc, afin de mettre vos paroles à la portée de son esprit.

La vie des enfants doit être simple, calme, régulière. Il faut varier leurs occupations et chercher à les leur rendre agréables. La raison veut qu'on ne leur donne pas plus le goût des vêtements luxueux que celui des aliments recherchés. « Que la vie des enfants soit frugale, dit Sénèque, que leurs vêtements soient simples, et en tout semblables à ceux de leurs camarades. »

Un enfant doit être toujours gai, vif et content. S'il en est autrement, il faut en accuser ceux qui le dirigent, car assurément ils s'y prennent mal.

X. *Avis pour prévenir l'onanisme.* — Il importe d'autant plus de prévenir ce terrible vice, qu'il est plus difficile de le guérir, quand il est passé en habitude. Les parents et les maîtres doivent donc mettre tous leurs soins à empêcher l'instinct générateur de se développer avant le temps fixé par la nature. Le mal est si commun et se communique si rapidement, qu'il doit être l'objet des soucis continuels de tous ceux qui ont pour mission de veiller sur la jeunesse. On ne réussit à le prévenir que si, dans l'ordonnance de toutes les parties de l'éducation, on ne le perd jamais de vue.

Voici les conseils dont il importe le plus de tenir compte :

1° Ne pas donner aux enfants des aliments trop substantiels ou excitants (viandes noires, vin, café, etc.), surtout au repas du soir, et peu de temps avant le coucher.

2° Avoir bien soin de ne jamais les faire coucher sur un lit trop mou et trop chaud ; éviter particulièrement les lits de plume et les édredons.

Ne les mettre au lit le soir qu'après qu'ils se sont fatigués à jouer.

Les lever le matin aussitôt qu'ils sont éveillés ; l'habitude contraire est une des causes les plus fréquentes de l'onanisme, et jamais les enfants ne doivent rester éveillés dans leur lit.

Exiger d'eux que, jusqu'à ce qu'ils soient endormis, ils placent leurs mains sur leurs couvertures ; leur faire prendre l'habitude de ne se coucher ni sur le ventre ni sur le dos, mais sur le côté.

Ne jamais faire coucher plusieurs enfants dans le même lit.

3° Les lotions quotidiennes à l'eau froide, les bains tièdes en toute saison, les bains de rivière quand ils sont possibles, les jeux qui nécessitent du mouvement, la gymnastique, toutes choses dont il a été parlé ci-dessus, doivent simultanément aider à atteindre le but qui nous occupe. En effet, tous ces moyens amoindrissent l'excitabilité, régularisent la distribution des forces, et, en les appelant sur les organes du mouvement qu'il importe de fortifier, les détournent de ceux dont il faut empêcher le développement prématuré. Aussi, la vie sédentaire est-elle une des causes les plus ordinaires de ce mal.

4° Que les vêtements ne soient pas serrés autour de la taille des enfants, parce que la gêne de la circulation abdominale et l'engorgement qui en résulte sont des choses dangereuses.

Que la chemise et le gilet de laine qu'on fait porter l'hiver aux petits garçons n'aient pas trop de longueur.

Enfin, que les pantalons ne soient ni trop étroits, ni portés trop tôt.

5° Les parents seront attentifs à ne pas éveiller eux-mêmes ce dangereux penchant, par des discours ou des actes qui ne seraient pas de la plus rigoureuse décence; et jamais ils ne souffriront que les enfants soient, en présence l'un de l'autre, entièrement dépouillés de leurs vêtements. Il est encore bien des parents qui n'attachent aucune importance à suivre ces conseils, et qui croient que l'innocence du jeune âge rend toutes précautions inutiles. Eh bien! qu'ils apprennent et n'oublient jamais qu'on ne saurait impunément laisser s'affaiblir chez les enfants le sentiment de la pudeur, ce gardien naturel de la chasteté, et exciter leur curiosité sur des choses qu'ils ne doivent pas savoir.

On doit surveiller attentivement les lectures des enfants. Les sujets de leurs études ne sont pas toujours sans danger, et il vaut certainement mieux les occuper d'histoire naturelle que de mythologie.

Il faut redouter la corruption par les nourrices, les servantes, les condisciples, etc., et exercer toujours sur eux une grande surveillance, car leur dépravation a perdu bien des enfants.

6° L'oisiveté est une des causes les plus ordinaires du mal qui nous occupe. Les enfants auxquels le jeu ne plaît pas, qui n'ont de goût à rien, qui passent d'une chose à une autre, changent à chaque instant de position, touchent leurs oreilles, leurs cheveux, balancent leur chaise, ou ont d'autres habitudes qui annoncent à la fois le désœuvrement de l'esprit et celui du corps, réclament de la part des maîtres une attention particulière. Car, dans l'engourdissement de l'esprit et le repos des fonctions organiques, il arrive souvent qu'on voit l'instinct sexuel s'éveiller.

7° Enfin, si malgré toutes les précautions, ce malheureux défaut survient, il y a lieu d'examiner si ce n'est pas plutôt une maladie qu'un vice. Les vers intestinaux, le carreau, certaines affections de la peau, accompagnées de prurit, etc , peuvent en être causes. C'est alors une maladie qu'il faut combattre. Heureux les enfants, quand elle n'a pas duré assez de temps pour laisser après elle une mauvaise habitude enracinée et difficile à détruire !

QUATRIÈME PARTIE

CONSEILS SUR LES PRINCIPALES MALADIES DES
ENFANTS [1].

---

1. *Règles générales de conduite.* —
La manière plus ou moins heureuse,
suivant laquelle les enfants échappent
aux maladies, tient avant tout à la plus

[1] On ne trouvera pas ici un traité où les mères
puissent apprendre à devenir le médecin de leurs
enfants. L'administration des médicaments demande de longues études, et ne peut jamais être
faite avec sécurité par les familles : mieux vaut
pour elles mettre leur confiance dans la nature.

ou moins grande sagesse des soins qui leur ont été donnés jusqu'au moment où ils en sont atteints. Tout est à l'avantage de ceux qui ont été élevés conformément aux lois de l'organisation, c'est-à-dire aux vœux de la nature.

Il est incontestable que la grande mortalité de l'enfance tient pour beaucoup aux soins mal entendus des maladies de cet âge, et il sera sans doute très-utile aux jeunes mères de famille de trouver ici, sur ce sujet, quelques conseils généraux.

Donner aux mères de simples notions sur les maladies des enfants, afin qu'elles sachent quels soins sont de leur ressort, et dans quel moment il convient d'appeler le médecin; préparer à celui-ci des aides éclairées; par des idées justes, détruire aussi bien les inquiétudes exagérées de la tendresse maternelle que sa fausse sécurité: tel est l'unique but que nous nous sommes proposé.

Les mères ne sauraient être trop en garde contre la mauvaise coutume si générale d'administrer, à tort et à travers, des médecines aux enfants. On dérange ainsi leur santé bien plus souvent qu'on ne l'affermit, et c'est assurément un des plus grands dangers auxquels leur vie soit exposée.

Même lorsqu'il est confié aux soins d'un médecin, un enfant n'est pas toujours à l'abri du péril dont nous parlons. Chacune des personnes qui vient visiter le petit malade connaît un remède infaillible et éprouvé au mal dont il est atteint, et la pauvre mère, après avoir lutté en faveur du bon sens qui lui conseillait de n'écouter que le médecin, finit par se laisser aller à donner, sans en prévenir celui-ci, des remèdes dont l'effet est souvent funeste. Il suffirait aux parents d'un peu de réflexion pour comprendre l'immense danger qu'ils font ainsi courir aux pauvres enfants, et combien ils se rendent coupables envers le médecin, en violant ses ordonnances et lui laissant la responsabilité d'un malade qui est clandestinement soigné par d'autres.

Règle générale, quand un enfant tombe malade, on doit le transporter immédiatement dans une chambre tranquille et bien aérée, loin du bruit que font d'ordinaire les autres enfants. On atteindra ainsi un double but en le plaçant dans les conditions les plus favorables à sa guérison, et en préservant ses jeunes frères et sœurs du danger que son voisinage pourrait leur faire courir.

En raison de l'excitabilité des enfants, on doit éviter avec un soin extrême de permettre que leur chambre soit le rendez-vous des voisins ou des amis; on n'y doit souffrir quoi que ce soit qui puisse troubler le repos, ou altérer la pureté de l'air. Rien ne contribue à faire durer la fièvre ou à produire de l'agitation comme les conversations à demi-voix qui ont lieu dans la chambre des malades, et dont le murmure vient continuellement frapper leurs oreilles : il y a donc prudence à ne pas les permettre. Dans certains cas, il en peut résulter une insomnie complète et même du délire. La consigne de la chambre d'un malade doit être sévère, rigoureuse, inviolable pour tout le monde, sans aucune exception. Le moindre inconvénient d'une visite inutile, c'est de vicier l'air de la chambre et de gêner le patient.

L'air pur, toujours si important, l'est

particulièrement pendant les maladies: on doit donc interdire de tenir trop rigoureusement close la chambre d'un malade; car alors, surtout si son atmosphère est plus échauffée qu'il ne conviendrait, il se trouve placé dans les plus mauvaises conditions. La même remarque est applicable aux alcôves fermées par des rideaux épais, et aux couvertures ou vêtements trop chauds dont on les accable.

Le régime des enfants malades est souvent ce qui offre le plus de difficultés, en raison de leur peu de docilité. Les maladies des enfants s'accompagnant facilement de fièvre, il doit presque toujours être doux et modéré, même quand il y a beaucoup de faiblesse. Autrement les aliments accroîtraient la débilité en augmentant la fièvre. L'oubli de cette

14

règle paralyse souvent les traitements les mieux conçus et les plus propres à guérir.

Bien souvent la mort des enfants n'a lieu que par suite du retard qu'on apporte à réclamer l'assistance du médecin, dans l'espoir de les guérir par quelque remède populaire. Il faut se souvenir que beaucoup de maladies de l'enfance commencent d'une manière très-insidieuse, et ne peuvent qu'à leur début être combattues avec avantage.

On ne saurait trop recommander aux parents de ne pas faire du médecin un objet de terreur pour leurs enfants, afin d'obtenir de lui la docilité nécessaire à l'exécution du traitement. Pour qu'un médecin soit utile auprès des enfants, il faut qu'il soit avec eux dans les meilleurs termes et qu'ils le considèrent comme leur ami. Lorsqu'il en est ainsi, sa présence les calme et les tranquillise, et ils se soumettent aisément au traitement qu'il juge nécessaire à leur guérison. Si on fait peur aux enfants en leur parlant du médecin, il en résulte que son approche devient la cause d'une agitation qui ne lui permet plus de distinguer les symptômes qui doivent être attribués à la frayeur de ceux qui sont dus à la maladie, et que l'enfant est jeté, par sa présence, dans une disposition morale qui est nuisible à sa guérison. On ne doit parler du médecin devant l'enfant qu'avec bienveillance et respect.

Les rapports des médecins et des familles sont rarement ce qu'ils devraient être. On ne leur témoigne pas en général toute la confiance qu'on devrait leur montrer, et faute de laquelle ils sont souvent impuissants à conjurer le mal. Ainsi, dans les maladies héréditaires, si on ne demande au médecin de tout ordonner en vue d'une funeste prédisposition et d'un danger à venir, il demeure plus tard complétement désarmé devant la maladie confirmée. Les familles ne devraient jamais oublier que c'est sur elles seules que pèse la responsabilité dans des cas semblables.

Quand un enfant naît, il faudrait, s'il y a des circonstances d'hérédité à redouter, quelque belle que soit en apparence sa santé, que le médecin et la famille se fissent réciproquement toutes les confidences nécessaires. L'influence de l'hérédité ne peut être détruite en un instant, et ce n'est pas trop, pour obtenir quelques succès, d'avoir pu faire concourir longtemps d'avance toutes les influences de l'hygiène. Les aliments, l'air, le soleil, l'exercice, les bains, le climat, tels sont les grands agents à l'action prolongée desquels il faut avoir recours, sous peine d'échouer. Que pourraient, contre les scrofules, contre la prédisposition à la phthisie, contre les altérations profondes que cause le virus syphilitique, etc., des médicaments donnés pendant quelques jours ou quelques semaines? Assurément leur concours est précieux, mais il y aurait péril à placer en eux seuls toutes ses espérances.

On ne saurait trop appeler l'attention des familles sur ce sujet, car c'est presque toujours de leur aveuglement et de leurs préjugés que naît l'impuissance de la médecine. Elles cherchent à se faire illusion, comme s'il suffisait de fermer les yeux pour que le danger cessât d'exister. C'est à elles cependant à prendre l'initiative, car si elle vient du médecin, il est presque toujours mal reçu ; beaucoup de familles se trouvant blessées dans leur amour-propre, qu'on ait osé croire que le sang qui coule dans leurs veines ne soit pas pur de tout principe morbide.

Les familles devraient comprendre que le médecin qui signale le mal ne saurait être blâmable à leurs yeux, ni mériter d'elles aucun reproche. Elles lui doivent au contraire de la reconnaissance de s'être montré prévoyant au sujet de leurs intérêts les plus chers, et d'avoir arraché le fatal bandeau qui couvrait leurs yeux. Son devoir et une vive sympathie pour leurs inquiétudes ont pu seuls lui donner le courage de les instruire d'un danger futur.

II. *Constitution et maladies scrofuleuses*. — Il n'est pas de maladie de l'enfance sur laquelle il importe plus d'appeler la sérieuse attention des parents
que les scrofules. Leur fréquence, leur
gravité, la grande puissance de l'art
lorsqu'il lui est donné de les combattre dans un âge tendre, et le peu de résultats qui couronnent ses efforts à une époque plus avancée de la vie, rendent
leur connaissance très-importante aux
mères.

On donne le nom de *constitution scrofuleuse* à un certain état de l'économie,
caractérisé par la composition vicieuse de
toutes les humeurs et de tous les tissus
du corps. Les signes extérieurs auxquels
on reconnaît cette constitution sont ceux
qui suivent : peau fine, satinée, transpa-
rente, rosée ou blafarde ; visage un peu

bouffi ; lèvres grosses, surtout la lèvre supérieure ; corps volumineux mais mou et sans consistance. Le plus souvent les yeux sont bleus et les cheveux d'un blond pâle, cependant il ne faut pas attacher trop d'importance à ces deux derniers caractères, car ils manquent assez fréquemment. Les glandes du cou sont d'ordinaire plus ou moins gonflées (écrouelles) ; des éruptions cutanées surviennent avec facilité à la tête et au visage ; on observe souvent aussi, aux yeux et aux oreilles, de la rougeur et des écoulements plus ou moins abondants.

Les enfants doués de cette constitution sont très-exposés à des maladies nombreuses qui, en raison du caractère particulier qu'elles revêtent chez eux, portent le nom de *maladies scrofuleuses*. Les principales sont : le carreau ou gonflement tuberculeux des glandes de l'abdomen, d'où résultent l'augmentation de volume et la dureté de cette partie du corps; des ophthalmies; des tumeurs blanches des articulations; la carie des os; la phthisie pulmonaire; l'entérite [1] et la méningite [2] tuberculeuses; etc., etc.

Assez souvent la constitution scrofuleuse est héréditaire, mais souvent aussi elle naît des mauvaises conditions hygiéniques dans lesquelles sont élevés les jeunes enfants, surtout quand un régime vicieux s'y trouve joint. L'habitation dans des maisons basses, froides, humides, peu aérées, peu éclairées, où se trouvent entassés un grand nombre

[1] Inflammation des intestins.
[2] Inflammation des enveloppes du cerveau.

d'individus, sont, surtout quand une mauvaise alimentation vient y ajouter sa puissante influence, les conditions qui la déterminent ordinairement.

L'art, s'il est armé de toutes les ressources de l'hygiène, peut beaucoup pour combattre l'affection scrofuleuse et pour empêcher d'éclore les accidents qui en naissent si souvent. Les préceptes renfermés dans ce petit volume sont tous applicables dans ce but, et ici particulièrement il importe qu'ils se prêtent l'appui d'un mutuel concours.

Enfin, si à une bonne hygiène on joint l'usage de quelques médicaments doués d'une incontestable efficacité dans les maladies scrofuleuses (iode, iodures, huile de foie de morue), on peut espérer de véritables succès. Mais aussi il ne faut pas moins que tout cet ensemble de

moyens puissants pour arriver à un bon
résultat.

Dans ces maladies, lorsque la position
des familles le permet, il y a quelquefois lieu de conseiller le changement de
climat. Si cela était impossible, « les
bains de soleil » conseillés par Kortum,
pourraient être employés avec succès :
on exposerait à ses rayons les enfants,
couchés sur le sable ou sur des herbes
aromatiques, en ayant soin de couvrir la
tête, qu'il importe toujours de préserver
de leur action, car il en pourrait résulter des accidents cérébraux.

Rappelons encore que c'est particulièrement aux jeunes scrofuleux que s'appliquent les conseils donnés sur les inconvénients des études prématurées, et
de l'immobilité prolongée dans l'atmosphère corrompue des écoles.

III. *Rachitisme.* — Le rachitisme est
une maladie tout à fait distincte des
scrofules ; il est caractérisé par le ra-
mollissement et la déformation des os
des membres, ou de ceux qui composent
la colonne vertébrale ; il peut atteindre
tous les tempéraments, et il ne se manifeste que très-rarement après la puberté.
C'est donc une maladie de l'enfance, sur
laquelle il convient de donner quelques
avis aux parents, d'autant plus qu'il est
le résultat de causes qu'on peut prévé-
nir, et qu'il ne laisse aucune trace fâcheuse quand il est guéri à temps.

C'est presque toujours à l'époque de
la première ou de la seconde dentition
qu'il se déclare ; mais c'est de un an à
trois qu'on l'observe le plus souvent.

Toute cause débilitante y prédispose.
Un régime vicieux est ce qui contribue

le plus à le produire, et surtout l'usage d'une nourriture fortement animalisée dans un âge trop tendre. Les enfants qui, sans avoir joui pendant un temps assez long des bienfaits de l'allaitement maternel, sont mis prématurément à la table de la famille pour y vivre du régime commun, y sont surtout exposés. L'habitation dans des lieux froids, humides, malpropres et privés de lumière donne aux causes ci-dessus toute leur énergie, surtout si pendant la journée l'enfant ne subit pas l'influence bienfaisante du soleil et de l'exercice au grand air.

Il est difficile de connaître l'époque précise de l'invasion du rachitisme, soit parce qu'il se développe sourdement dans le cours de certaines maladies, soit parce qu'il survient peu à peu chez des enfants bien portant d'ailleurs, mais placés dans de mauvaises conditions hygiéniques. Aussi, la maladie est-elle déjà très-avancée lorsqu'elle manifeste clairement sa présence. Il est donc bon d'appeler l'attention des familles sur les recommandations suivantes, qui peuvent en prévenir le développement ou en ralentir la marche :

Pendant les premiers temps de la vie, l'enfant doit toujours être tenu presque horizontalement, et la nourrice doit prendre soin de le porter alternativement à droite et à gauche.

L'habitude de faire tenir assis sur un petit fauteuil, pendant la plus grande partie du temps, les très-jeunes enfants, celle des chariots ou des lisières, ne contribue pas peu à la déformation de leur corps. L'instinct des enfants les porte à conserver la position horizontale,

on doit suivre ce guide fidèle, et se con-
former relativement à l'exercice aux règles ci-dessus tracées : elles laissent à
l'enfant une entière liberté de s'exercer
sans outrepasser ses forces, et ne l'o-
bligent pas à conserver une position
qui jette le trouble dans ses fonctions.

Dans les exercices des enfants, et surtout de ceux pour lesquels il y a lieu de
craindre le rachitisme, on doit être atten-
tif à ce que tous les organes éprouvent
sucessivement, et d'une manière à peu
près égale, la salutaire influence du mouvement, si essentielle à leur parfait développement. Rien n'est funeste comme
un exercice partiel continu, aussi est-ce
parmi les enfants des fabriques et parmi
ceux qui habitent les maisons d'orphelins
qu'on rencontre le plus de rachitiques.

Beaucoup de gens trouvent qu'un enfant n'est bien élevé que s'il a contracté l'habitude de rester constamment immobile et inactif. On voit, par ce qui précède, combien ce prétendu idéal de perfection est loin du vœu de la nature.

Les dangers de la station droite ou assise n'ont jamais plus de puissance que lorsque les muscles sont fatigués. De là vient l'importance de faire dormir pendant le jour les très-jeunes enfants, et de coucher de bonne heure ceux qui sont plus âgés. La veille prolongée est au nombre des causes du rachitisme.

Le lit ne doit pas être incliné de la tête aux pieds, mais disposé horizontalement, afin d'éviter la pression des parties supérieures sur les inférieures. Les matelas et le coussin sur lequel repose la tête doivent être de crin, ou de fougère mêlée de plantes aromatiques. Les lits de plumes doivent être absolument proscrits.

Voici les principaux symptômes qui peuvent faire redouter l'invasion du rachitisme : les enfants paraissent tristes et abattus ; ils témoignent de l'éloignement pour toute espèce d'exercice et de mouvement, semblent fuir la station assise ou droite, et ne se plaisent qu'à rester couchés. Souvent même ils refusent de remuer, et poussent des cris dès qu'on veut les toucher. Il y aurait de l'inhumanité à attribuer à des caprices les plaintes que la douleur arrache à ces petits malheureux. Ils ont souvent des accès de fièvre avec transpiration abondante. La face pâlit, la peau devient jaune et terreuse, l'appétit se perd, les digestions se troublent, il survient de la diarrhée, et en se refroidissant, les urines laissent déposer un sédiment calcaire abondant.

Il s'écoule souvent trois ou quatre mois avant qu'un gonflement plus ou moins considérable des jointures (ce qui a fait dire que les enfants se nouaient), et une déformation des membres ou du rachis, viennent révéler la véritable signification de ces symptômes.

Ce ne sont pas seulement les os des membres et la colonne vertébrale qui se dévient dans le rachitisme; une déformation du bassin, quelquefois très-considérable, survient bien souvent aussi. Elle a une extrême gravité chez les filles, parce qu'elle peut plus tard rendre l'accouchement difficile ou même impossible. Il faut que la vigilance des parents soit éveillée sur la possibilité de cette altération de conformation, qui s'observe quelquefois à la suite de symptômes peu prononcés de rachitisme, et persiste alors même que l'art les a fait disparaître.

Le rachitisme traité dès le début n'est pas une maladie fort grave, parce que avec des soins convenables il guérit presque toujours. Il n'en est plus de même lorsque tous les os sont déformés, non que la maladie ne puisse encore être guérie, mais parce que la consolidation des os ne remédie pas à leur déformation, et qu'il en résulte des difformités horribles. Comme elles entraînent toujours des dérangements de fonctions dans les principaux viscères, tôt ou tard elles finissent par amener la mort, qui vient terminer une existence pénible, pleine de souffrances et de dégoût. On comprendra mieux en jetant les yeux sur une simple énumération des maladies les plus ordinaires aux rachitiques : irritabilité excessive du système nerveux, hypocondrie, spasmes, battements de cœur, asthme, phthisie pulmonaire, hernies, digestions difficiles, accouchements laborieux et souvent mortels, etc.

C'est donc à une bonne hygiène qu'il faut demander de prévenir le rachitisme : régime modérément animalisé, exercice au milieu d'un air pur, animé des rayons du soleil, etc.

Enfin, si la maladie se déclare, on aura recours à un traitement pharmaceutique dans lequel entreront surtout l'huile de foie de morue, l'iode, le fer, etc.

Quand on soulève ou qu'on porte un enfant rachitique, il faut de grandes précautions pour ne pas déformer ou rompre une partie du squelette; la poitrine surtout demande une attention toute particulière.

Des exercices gymnastiques bien entendus, sont de la plus grande utilité pour compléter le traitement.

IV. *Ophthalmie des nouveau-nés*. — C'est une des maladies les plus dangereuses, à cause de la rapidité de sa marche. En quelques jours, la vue des pauvres enfants peut se trouver perdue à jamais : il importe donc de la reconnaître de bonne heure.

Cette maladie n'existe jamais au moment de la naissance ; elle se développe ordinairement vers le quatrième jour, et quelquefois un peu plus tard. On la reconnaît au gonflement des paupières, qui restent constamment fermées, et à l'écoulement abondant d'un pus épais et blanc qui s'échappe de l'œil, surtout quand on entr'ouvre les paupières.

Une lumière trop vive, un coup d'air froid, la poussière, la fumée, la malpropreté, certains principes morbides communiqués au moment de l'accouchement (leucorrhée, etc.), en sont les causes ordinaires. Elle est quelquefois épidémique, et elle peut être contagieuse.

Pour prévenir cette maladie, on devra d'abord éviter les causes qui viennent d'être énumérées, laver tous les jours les yeux des enfants avec de l'eau froide et un linge fin très-propre.

Enfin, si malgré toutes les précautions la maladie éclate, il faut, sans aucun retard, appeler un médecin, car un traitement actif est nécessaire, et le moindre délai pourrait le rendre inutile.

V. *Jaunisse des nouveau-nés.* — Il arrive souvent que, trois ou quatre jours après la naissance, la peau des enfants prend une teinte jaune quelquefois très-intense. Cette coloration dure de quatre à huit jours.

On ne peut guère donner le nom de maladie à un simple changement de coloration de la peau, qui, lorsqu'il n'est pas lié à d'autres maladies, n'offre aucune gravité et ne réclame que les soins les plus simples. Tenir les enfants chaudement, leur faire prendre quelques bains tièdes, et administrer un doux laxatif si l'évacuation du méconium ne se fait pas bien : tels sont les seuls moyens auxquels il soit besoin d'avoir recours.

VI. *Maladies de la bouche.* — Il a été parlé précédemment de quelques maladies de la bouche qui surviennent pendant la dentition : nous n'y reviendrons pas.

Les *ulcérations de la bouche*, les *aphthes* et le *muguet* annoncent presque toujours chez les petits malades un état général d'une certaine gravité, et qui peut rapidement devenir au-dessus des ressources de l'art ; on doit, quand il en survient des symptômes, réclamer sans retard les avis d'un médecin.

Les *ulcérations* surviennent sur la muqueuse enflammée de la bouche. La maladie prend alors le nom de stomatite ulcéreuse ; elle s'accompagne souvent du gonflement des glandes du cou, de douleurs qui tourmentent beaucoup les enfants, et d'un dérangement d'entrailles plus ou moins fort.

Les *aphthes* sont de petites vésicules

blanchâtres, qui se montrent sur une muqueuse non enflammée, et qui laissent en se crevant une ulcération grisâtre sur une induration à peine sensible. Ils ont bien moins de gravité que les ulcérations.

Ordinairement, les enfants qu'atteignent ces deux affections sont faibles, et d'une constitution détériorée par des maladies antérieures ou par une mauvaise hygiène.

En général, le traitement local réussit bien. Toutes les difficultés se trouvent dans un état général souvent difficile à modifier, et dans d'autres maladies qui compliquent celles dont nous parlons.

Les ulcérations et les aphthes peuvent amener la *gangrène de la bouche*, maladie très-grave et le plus souvent mortelle. On doit donc toujours les prendre tout à fait au sérieux.

On donne le nom de *muguet* (*millet, blanchet, chancre*), à une maladie caractérisée par de petites taches blanches plus ou moins nombreuses, semblables à du lait caillé, qui se forment sur la surface de la langue et dans l'intérieur de la bouche [1]. — Les plaques de muguet existent quelquefois dans tout l'intestin et jusqu'au pourtour de l'anus.

En lui-même le muguet présente peu de gravité. Mais, comme il est rare qu'il ne soit pas sous la dépendance d'un état général qui révèle une altération pro-

[1] Les recherches microscopiques des observateurs modernes ont démontré que ce sont des végétaux cryptogames, qui forment de véritables moisissures à la surface de la muqueuse buccale.

fonde et grave de la constitution, soit qu'elle dépende d'une mauvaise hygiène, soit qu'elle constitue un état cachectique lié à une maladie grave, on ne saurait trop tôt s'éclairer à cet égard.

VII. *Coliques et diarrhée.* — Les *tranchées* ou *coliques* sont presque toujours la première maladie des enfants. Elles ne sont jamais continues, mais reviennent à des intervalles plus ou moins rapprochés, et de durée variable. Elles font pousser à l'enfant des cris dont la force et le caractère sont en rapport avec leur violence. Pendant l'accès, les traits du pauvre petit patient se contractent, ses yeux se remplissent de larmes, son visage devient rouge; il rapproche les cuisses du ventre, serre ses petits poings, contourne ses membres et renverse sa tête. On entend des vents qui parcourent l'intestin avec bruit, et, si quelques-uns s'échappent, il éprouve du soulagement. Si on le couche sur le ventre, on lui procure aussi un peu de répit. Ces douleurs, qui le réveillent brusquement quand il dort, le privent souvent de tout repos ; on le voit alors maigrir avec rapidité ; il survient des vomissements, de la diarrhée, etc. Dans ces cas, il importe extrêmement de remédier à des accidents qui peuvent aller jusqu'à déterminer des congestions cérébrales et des convulsions.

Les coliques peuvent exister seules, mais le plus souvent elles sont accompagnées de *diarrhée*. Les selles sont alors plus ou moins fréquentes, liquides et abondantes. Elles offrent aussi des caractères très-divers : tantôt elles sont aqueuses, mêlées de petits grumeaux

blancs formés par du lait caillé (c'est
leur caractère ordinaire dans la diarrhée qui est liée à la dentition); tantôt
elles sont jaunes, et des parcelles de
même couleur nagent dans le liquide
qui les forme; enfin elles peuvent être
verdâtres et présenter une multitude de
petits débris d'un vert foncé, et semblables à des herbes hachées très-fin.
Ces dernières, qui portent le nom de
déjections porracées, sont un symptôme
grave : elles annoncent l'inflammation
de l'intestin, sont accompagnées de soif,
de tension du ventre, et souvent de
fièvre.

A l'exception de la diarrhée qui est
liée au travail de la dentition, la plus
grande partie des accidents qui viennent
d'être décrits dépendent des mauvaises
digestions que cause un régime vicieux,

soit par la quantité, soit par la qualité des aliments; aussi sont-ils très-communs chez les enfants qui sont privés du sein, et fort rares chez ceux qui sont exclusivement nourris par le lait de leur mère. Ils peuvent aussi être causés par le lait de la nourrice, soit qu'elle mange des choses qui, par leur qualité, sont nuisibles à l'enfant, soit qu'elle fasse un usage immodéré de vin, d'eau-de-vie, de liqueurs, etc.; les affections morales auxquelles elle est en proie peuvent encore y donner lieu. Enfin, elles ont assez souvent leur point de départ dans l'action du froid, et surtout du froid humide.

Aussi longtemps que la diarrhée est modérée, c'est-à-dire qu'elle ne détermine pas plus de trois ou quatre selles par jour; qu'elles ne sont ni vertes ni trop aqueuses; que l'enfant est gai, qu'il conserve de l'appétit et qu'il n'a pas de fièvre, il n'y a pas à s'en inquiéter. Mais, si les selles sont très-fréquentes; que la diarrhée dure au delà de huit jours; si l'enfant devient pâle, faible; que sa peau s'échauffe, que ses cris annoncent de fortes coliques, il faut appeler un médecin.

Le plus souvent, quand elle est bien soignée, la diarrhée ne présente aucun danger; mais il faut la traiter avec prudence quand elle menace d'épuiser les forces par son abondance ou sa longue durée. On pourrait déterminer les accidents les plus graves en l'arrêtant brusquement et à contre-temps.

Pour soulager les enfants des coliques qu'ils éprouvent, lorsqu'elles existent seules, on leur fera prendre quelques cuillerées à café d'une légère infusion de tilleul et de feuilles d'oranger, à laquelle on pourra ajouter un peu d'eau de fleurs d'oranger; on appliquera des serviettes chaudes sur le ventre, ou bien on fera devant un feu clair et flamboyant une friction plus ou moins prolongée sur le ventre, soit avec la main seule, soit avec un morceau de flanelle imbibé d'eau-de-vie camphrée. On pourra encore faire prendre quelques bains tièdes, appliquer des cataplasmes émollients sur le ventre, et donner de petits lavements avec de l'eau de guimauve simple. — S'il y a de la constipation, la première chose à faire est d'y remédier, soit par un lavement, soit par l'administration d'un peu de sirop de fleurs de pêcher ou de chicorée, et par des boissons miellées.

Si la diarrhée tient à la dentition, ce qu'on reconnaît à la salivation abondante, et à l'existence du côté des gencives et de la muqueuse buccale, des signes qui annoncent la prochaine sortie des dents, on n'y doit rien faire si elle est modérée. Cette diarrhée est alors le meilleur dérivatif des congestions cérébrales, des convulsions, etc. Si elle devient trop abondante, il convient de mettre des cataplasmes sur le ventre, et de donner quelques petits lavements d'eau de guimauve et d'amidon. Il peut être parfois nécessaire d'ajouter à ces lavements un peu de tête de pavot; mais on n'y doit recourir qu'avec une extrême réserve. En même temps, on peut donner une légère eau de riz sucrée. Enfin, il sera bon de répéter qu'une diarrhée ne doit jamais être arrêtée brusquement.

16

mais petit à petit, et d'une manière pour ainsi dire insensible.

Bien souvent la diarrhée est due à des saburres acides, ce qu'on reconnaît par l'aigreur de l'haleine, et presque toujours à des selles plus ou moins verdâtres. On porte un prompt remède à cet état en donnant la poudre des enfants de Hufeland [1].

On ne doit jamais oublier que la diarrhée peut tenir à un changement survenu dans la santé de la nourrice. C'est

POUDRE DE HUFELAND.

Pr. Carbonate de magnésie....... 8 grammes.
Poudre de racine de rhubarbe.. 2   id.
— — de valériane.. 50 centigr.
Oléo-saccharate de fenouil.... 4 grammes.

Mode d'administration. — Une à deux fois par jour, une demi-cuillerée à café délayée dans un peu d'eau (on peut donner le sein peu de temps après).

au médecin qu'il faut avoir recours alors.

Nous n'avons parlé dans ce qui précède que des diarrhées aiguës; mais, quelles que soient leur fréquence et par conséquent leur importance, la *diarrhée chronique,* dont l'issue est si souvent fatale, n'est pas digne d'une moins grande attention. C'est une des maladies les plus communes et les plus rebelles de l'enfance. Pendant sa durée, souvent fort longue, l'enfant maigrit, perd ses forces, quelquefois aussi le sommeil; il devient maussade, difficile à soigner, son développement est entravé, etc.

S'il est des maladies de l'enfance qui demandent à être traitées avec énergie et promptitude, il en est aussi d'autres qui ont besoin surtout qu'on modère les accidents, qu'on soutienne les forces, et qu'on sache attendre. La diarrhée chronique est assurément au premier rang de ces dernières.

Dans des cas semblables, il n'est pas de ressource plus précieuse que le *régime lacté*. Il n'a pas les inconvénients d'un traitement médical actif qui débilite souvent outre mesure, et son succès par là même est plus assuré. Mais ces bons résultats, il faut savoir les attendre, et le plus difficile dans des cas semblables est de faire prendre patience aux familles, qui veulent absolument que le médecin agisse et administre des médicaments [1].

[1] En général on ne se rend pas assez compte de la très-grande valeur du lait comme moyen de conserver la santé ou de la rétablir. Il ne sera donc pas hors de propos d'essayer de la faire bien comprendre. C'est dans le sang, chacun le sait, que les organes puisent tous les éléments de

Pour être efficace, le régime lacté doit être adopté résolûment, il faut qu'il soit exclusif et bien ordonné. Voici les principales règles qui doivent être suivies :

Si la maladie n'offre rien de très-inquiétant et ne présente pas des indications particulières, on se servira du lait de vache, en donnant la préférence à la

réparation dont ils ont besoin. Eh bien donc, qu'on sache aussi que la composition du lait est tellement analogue à celle du sang, que M. le docteur Donné a pu dire de lui : « C'est du sang auquel il ne manque qu'un certain degré d'élaboration. » Enfin, des expériences faites par le médecin que nous venons de citer lui ont démontré que le développement des jeunes animaux se fait mieux avec du lait qu'avec du bouillon. Ainsi se trouve détruit par l'observation, le préjugé si répandu aujourd'hui de la supériorité du régime animal sur le régime lacté, pour les enfants en bas âge. Nous en avions déjà donné la preuve en parlant du rachitisme.

portion qui a été traite la première, parce qu'elle est la plus légère. Si le lait de vache ne réussissait pas, il faudrait recourir au lait d'ânesse, et même dans quelques cas graves au lait de femme.

Le lait de vache doit être choisi avec beaucoup de soin. S'il a un degré prononcé d'acidité, il doit être rejeté. Ses qualités ou ses défauts tiennent souvent aux conditions hygiéniques dans lesquelles se trouvent les animaux, et au genre de nourriture qu'on leur donne. Ainsi, le lait des vaches nourries avec des carottes est léger et facile à digérer; celui fourni par les fourrages ordinaires est d'une richesse moyenne, et celui qui est donné par les betteraves est le plus riche et le plus nourrissant.

Enfin, il importe que le lait provienne toujours du même animal et que, sous tous les rapports, celui-ci soit placé dans de bonnes conditions hygiéniques.

Il doit être donné tiède et légèrement sucré.

Le lait nouveau trait a des qualités particulières qui, pour l'usage des malades, le rendent supérieur au lait chauffé. Mais ce dernier suffit dans le plus grand nombre des cas, quand il est chauffé au bain-marie et porté seulement au degré de chaleur auquel il doit être donné. Car une température élevée, surtout si elle est prolongée, fait subir au lait des modifications qui le rendent plus difficile à digérer.

Si le lait en boisson est bien supporté, on ne doit pas tarder à le faire prendre en potage avec des fécules.

Dans certains cas on peut communiquer au régime lacté de nouvelles et précieuses propriétés, en faisant prendre, soit à la femme, soit à l'animal qui le fournit, certains médicaments, comme de l'iodure de potassium, etc.

Nous avons dit que, dans quelques cas, on était dans la nécessité d'avoir recours au lait de femme. Si l'enfant est sevré, il est presque toujours impossible de lui faire reprendre le sein. Il faut donc choisir alors, pour fournir du lait, une femme qui en puisse tirer une assez grande quantité, aptitude que n'ont pas toutes les nourrices.

Le lait de femme doit être donné au moment même où il vient d'être tiré, et pendant qu'il possède encore sa chaleur naturelle.

La durée du régime lacté exclusif doit être d'un mois environ. C'est alors seulement qu'on y peut ajouter sans danger un peu de bouillon, quelques potages gras, et revenir peu à peu au régime ordinaire.

Il est presque superflu d'ajouter que, tous les soins hygiéniques qui ont été recommandés précédemment, exercice en plein air, sommeil calme, vie régulière, etc., doivent concourir à assurer les bons effets du régime lacté.

VIII. *Hoquet et vomissements.* — Pendant les premiers mois de la vie, les enfants ont fréquemment le hoquet. Il n'a aucune gravité et cède promptement à l'application de serviettes chaudes sur l'estomac, ou à quelques cuillerées d'infusion chaude de camomille.

Les vomissements tiennent quelquefois à ce que l'enfant à pris une trop grande quantité de lait. Ils n'ont pas alors de gravité, et constituent seulement un avertissement de mieux régler le régime.

Ils peuvent dépendre d'un état saburral. La langue est alors recouverte d'un enduit jaunâtre plus ou moins épais. Quelques vomissements (trois ou quatre) obtenus par le sirop d'ipécacuana suffisent pour les faire disparaitre.

Enfin, ils peuvent être causés par une inflammation qui occupe non-seulement l'estomac, mais encore l'intestin. L'affection est grave alors, et réclame les soins les mieux entendus.

IX. *Constipation*. — Elle n'est pas rare chez les enfants, et il importe toujours d'y remédier, car au nombre des accidents divers qu'elle peut causer se trouvent la congestion du cervéau et les convulsions.

Pour détruire la constipation, il suffit

de faire boire aux enfants de l'eau de pruneaux miellée, et de leur donner quelques petits lavements. Si l'enfant prend le sein, il est convenable que la nourrice fasse aussi usage de boissons rafraichissantes et relâchantes.

Mais, pour remédier radicalement à la constipation, il faut remonter jusqu'à sa cause, qui se trouve ordinairement dans le régime de l'enfant ou dans celui de la nourrice, et la détruire en le modifiant. Sans cela, il faut avoir recours chaque jour à des palliatifs, dont l'usage prolongé n'est pas toujours sans inconvénients.

X. *Vers intestinaux.* — C'est surtout après le sevrage, et vers la sixième ou la septième année, que les maladies vermineuses se développent.

Les principaux signes de la présence

des vers sont les suivants : haleine et rapports aigres, appétit capricieux, tantôt vif et tantôt languissant; visage pâle, teint plombé; yeux sans éclat, cernés d'un cercle bleuâtre, pupille dilatée, démangeaisons du nez; ventre gonflé; coliques, selles glaireuses, liquides, d'une odeur putride; souvent amaigrissement rapide. Les symptômes nerveux les plus bizarres peuvent être causés par la présence des vers dans les intestins : grincements de dents, grimaces et contorsions incessantes des yeux; oppressions, toux sèche et convulsive se montrant par quintes, ou bien continuelle et très-fatigante; parole entrecoupée, battements de cœur, maux de tête, vertiges, bleuettes; urines claires et pâles, quelquefois troubles; sommeil agité, frayeurs, visions, etc.

Ces symptômes, dont l'énumération est loin d'être complète, ne se présentent jamais tous ensemble, mais au contraire dans les combinaisons les plus diverses. Et, quelque nombreux qu'ils soient, ils ne peuvent jamais donner la certitude de la présence des vers.

Ce sont surtout les ascarides lombricoïdes (ainsi nommés à cause de leur ressemblance avec les lombrics ou vers de terre) qui donnent lieu aux phénomènes morbides qui viennent d'être décrits. Ce sont, avec les oxyures vermiculaires, ceux qui se rencontrent le plus ordinairement chez les enfants.

Les oxyures sont de petits vers d'une ligne et demie de longueur, qui occupent l'extrémité inférieure de l'intestin. Chez les petites filles, ils viennent quelquefois se placer dans les parties génitales ; ce qui est souvent un sérieux danger, parce que ces petits vers occasionnent de très-vives démangeaisons qui conduisent les enfants à se gratter avec fureur, d'où résulte quelquefois l'habitude de l'onanisme.

Les premiers soins à prendre dans les affections vermineuses consistent à changer le régime des enfants. Il faut supprimer le lait, les substances farineuses, et les crudités s'ils en faisaient usage.

On leur fait prendre de l'eau ferrée, on leur donne un peu de vin aux repas, on les nourrit de viandes rôties et de fruit cuits. Il est utile de leur faire quitter, quand on le peut, le séjour de la ville pour celui de la campagne.

On a surtout recours, pour se débarrasser de ces hôtes incommodes et dangereux, à la racine de valériane, au semen-

contra, à la mousse de Corse et au calomel.

La racine de valériane est un remède
très-efficace. Elle agit tout à la fois contre l'état vermineux, contre les vers, et
contre les symptômes nerveux qu'ils occasionnent ordinairement.

Le semen-contra doit conserver son
odeur spécifique, et pour cela être récemment pulvérisé. La dose est d'environ une cuillerée à café pour un enfant
de dix ans, et la moitié au-dessous de
cet âge. Donné dans du biscuit ou dans
du pain d'épice, il manque souvent son
effet, parce que la chaleur du feu lui a
enlevé la plus grande partie de ses vertus.

La mousse de Corse se donne à la dose
de 4 à 15 grammes, et quelquefois plus,
en décoction dans une tasse de lait qu'on
administre le matin à jeun.

Le calomel, la santoline, et une multitude d'autres vermifuges, ne peuvent être donnés que par le médecin.

Contre les oxyures on peut, dans les familles, avoir recours aux moyens suivants administrés en lavements : 1° décoction de deux gousses d'ail dans un verre de lait; — 2° décoction d'une once de suie dans 100 grammes d'eau; — 3° lavement d'eau froide simple; — 4° infusion de 8 à 10 grammes d'absinthe dans l'eau d'un lavement.

XI. *Chute du fondement.* — Il arrive souvent que la diarrhée produit le relâchement de la membrane interne de l'intestin, qui franchit alors le sphincter et forme une tumeur au dehors de l'anus. Cet accident finit quelquefois par se reproduire à chaque selle.

Il faut faire rentrer de suite le bourrelet formé par la muqueuse. S'il est peu volumineux, on le réduit facilement : il suffit d'appliquer sur lui un linge fin imbibé d'huile et de presser doucement d'une manière continue. S'il est considérable, cela ne suffit plus, et il faut introduire dans l'espéce de canal qui occupe le centre du bourrelet le doigt recouvert du linge huilé; opération qui ne pourra être faite par la mère qu'autant que le médecin la lui aura enseignée.

Pour en prévenir le retour, il faut donner chaque jour de petits lavements avec une décoction de tan, de noix de Galle ou de ratania.

XII. *Rhume de cerveau* (coryza). — On nomme ainsi l'inflammation de la muqueuse qui tapisse l'intérieur du nez Chez les nouveau-nés elle gêne beaucoup les fonctions respiratoires, en sorte que l'enfant ne tette plus qu'avec peine, ce qui peut avoir des suites fort graves.

En général, il est le résultat d'un refroidissement, soit de tout le corps, soit de la tête ou des pieds seulement. On ne saurait mettre trop de soin à vêtir convenablement les jeunes enfants, et à empêcher que leur tête ou leurs pieds ne subissent l'action du froid.

On devra tenir l'enfant dans une chambre chaude; lui faire une infusion de fleurs émollientes (mauves, quatre-fleurs, violette, etc.,); matin et soir lui donner un bain de pieds chaud; lui tenir pendant la nuit les pieds enveloppés de cataplasmes de farine de lin bien chauds; enfin, à trois ou quatre reprises dans la journée, on lui fera respirer par le nez des vapeurs tièdes et émollientes à l'aide d'un vase à étroite ouverture.

XIII. *Croup*. — On appelle ainsi une inflammation des voies aériennes caractérisée par la formation de fausses membranes qui viennent tapisser la surface malade. Son siége ordinaire est la partie supérieure des conduits aériens, et particulièrement le larynx.

Il paraît à peu près certain qu'il existe dans quelques familles une fatale prédisposition à cette maladie. Elle règne quelquefois d'une manière épidémique. Sa transmission par contagion n'est pas prouvée, mais il est prudent d'agir comme si elle l'était. — Le froid, le froid humide surtout, et les brusques transitions de température sont les causes déterminantes les plus ordinaires qu'on puisse lui assigner.

C'est chez les enfants de un à huit ans qu'on observe surtout le croup. Les enfants à la mamelle y sont moins exposés que ceux qui sont sevrés. Le docteur Home pense même que le sevrage prématuré établit une prédisposition.

Le croup est ordinairement précédé pendant deux, trois et quelquefois huit jours, par les symptômes d'un rhume ordinaire, mais avec voix enrouée et toux rauque. Comme on ne saurait trop tôt reconnaître cette dangereuse affection, ces caractères de la toux doivent donner des soupçons et tenir en éveil.

Quelquefois il n'y a aucun symptôme précurseur, et, après avoir été dans la soirée d'une gaieté inaccoutumée, l'enfant est saisi par la maladie au milieu de la nuit.

Les symptômes qui méritent le plus

d'attention sont ceux fournis par la toux, par l'altération de la voix et par celle de la respiration. — On a comparé les caractères de *la toux* au chant du coq, aux aboiements d'un jeune chien, etc. Mais la toux qui a donné lieu à ces comparaisons n'est pas caractéristique du croup, et ne lui appartient pas en propre. On peut l'observer dans plusieurs affections du larynx qu'il est souvent fort difficile de distinguer du croup. Au début de la maladie, la toux est aiguë, retentissante comme si l'air était chassé à travers un tube d'airain; mais, dès que le mal a fait quelques progrès, la toux ne fait pas entendre de son, ce n'est plus qu'un bruit étouffé. — *La voix* est constamment altérée. Dans le principe, elle est seulement modifiée; on l'a comparée à la voix humaine passant à travers un tuyau fêlé. Quoique inexacte, il faut accepter cette comparaison pour donner une idée du phénomène. Plus tard, la voix cesse d'exister : *Quand le croup est bien établi il n'y a plus de voix, l'enfant est complétement aphone.* — Dans tous les cas *la respiration* est altérée d'une manière permanente. On remarque toujours, dans cette fonction, une gêne prononcée qui croît en proportion des progrès de la maladie. Dans les intervalles de la toux et de la parole, l'air fait entendre un sifflement en traversant le larynx. C'est un des phénomènes importants de la maladie.

Par suite de la gêne de la respiration, la face devient bouffie, rouge, prend une teinte plombée, les yeux sont larmoyants, les lèvres violacées, le cou gonflé ; les veines jugulaires, distendues par le sang.

font saillie de chaque côté du cou, et la tête est renversée en arrière.

L'expectoration offre des caractères divers; mais celui qu'il importe de noter, parce qu'il lève tous les doutes sur l'existence de la maladie, et qu'il établit positivement la distinction entre elle et les autres laryngites, c'est la présence de fragments de fausses-membranes au milieu des crachats.

La *toux* est accompagnée d'une suffocation qui peut être extrême, mais qui quelquefois aussi n'est pas très-forte. Elle revient par accès dont les intervalles et la durée sont fort variables. Fréquemment, pendant les accès, l'enfant saisit son gosier comme s'il voulait enlever un obstacle à la respiration.

Constamment la *fièvre* se joint aux accidents ci-dessus : la peau est chaude, le pouls est vif et dur.

La *durée* la plus fréquente de la maladie est de trois à cinq jours. Dans quelques cas rares le croup peut revêtir une forme moins aiguë, presque chronique, et traîner pendant deux ou trois semaines.

La marche du croup n'est pas toujours régulièrement progressive, et il n'est pas rare d'observer d'assez longues rémissions.

La mort peut avoir lieu pendant les accès de suffocation, ou par les progrès toujours croissants de la dyspnée, ou enfin au milieu d'une sorte de coma, d'un décroissement graduel des forces, et d'une prostration extrême.

Le croup est toujours une maladie on ne peut plus grave, et qui résiste souvent aux soins les mieux entendus, même donnés dès les premiers instants.

Lorsque dans une famille on soupçonne qu'un enfant offre les premiers symptômes du croup, on doit immédiatement envoyer chercher le médecin.

En même temps, on enveloppera les pieds de cataplasmes bien chauds, saupoudrés de farine de moutarde.

Si les secours de la médecine doivent se faire attendre, on peut appliquer quelques sangsues et administrer un ou plusieurs vomitifs. Mais on doit recommander aux familles de n'avoir recours à ces moyens qu'avec une extrême réserve, et de se tenir en garde contre le trouble et l'effroi que leur cause la moindre appréhension de cette terrible maladie.

Les sangsues doivent être appliquées

de chaque côté du cou. Leur nombre varie suivant l'âge de l'enfant (jusqu'à un an, 2 ; de un an à deux, 2 à 4 ; de deux à quatre ans, 2 à 6 ; de quatre à sept ans, 4 à 8) ; il est prudent, quand on agit en attendant le médecin, de ne les appliquer que successivement, une à une jusqu'à deux ans, deux par deux jusqu'à sept ou huit ans. On obtient ainsi un écoulement de sang continu et très-salutaire, et on ne court pas le risque d'outre-passer le but.

Avant ou pendant l'écoulement de sang, on administrera un vomitif. Celui qui convient le mieux est l'ipécacuana mêlé à l'émétique (ipécacuana, 1 gramme ; émétique, 5 centigrammes. — Divisez en huit paquets, et donnez un paquet de quart d'heure en quart d'heure, jusqu'à production de cinq ou six vomissements).

Quelque impérieuse que soit la nécessité d'agir sans retard, la tendresse maternelle ne doit pas se laisser entraîner à employer d'autres moyens énergiques que ceux qui viennent d'être indiqués.

XIV. *Rhume de poitrine.* — On tient les enfants chaudement, on leur fait boire une infusion de fleurs pectorales sucrée avec du sirop de gomme ou du miel. Enfin, si le rhume est survenu à la suite d'un brusque arrêt de transpiration, on couche l'enfant, et on lui fait boire une légère infusion de fleurs de sureau bien chaude.

XV. *Coqueluche.* — Maladie qui attaque principalement les enfants, depuis la naissance jusqu'à l'âge de huit ou dix ans. Elle est caractérisée par une toux violente et convulsive, revenant par quintes très-fatigantes, qui causent une sorte de suffocation, et ne permettent au malade que des inspirations brèves, incomplètes et sifflantes. Pendant ces crises, qui ont quelque chose d'effrayant, et dont l'enfant sent avec terreur le retour prochain, il se cramponne aux objets qui sont à sa portée, afin d'avoir un point d'appui solide dans les efforts qu'il fait pour dilater la poitrine, et introduire de l'air dans le poumon. Sa tête est fortement rejetée en arrière, les muscles de la poitrine et du cou sont tendus, la face est violacée et exprime une angoisse extrême, les yeux sont pleins de larmes, quelquefois le sang jaillit par le nez, un mucus filant s'échappe de la bouche, et, si la quinte a lieu peu de temps après le repas, il survient des vomissements.

La coqueluche ne débute pas d'emblée avec tous ses caractères, mais elle commence comme le rhume ordinaire par un état fiévreux, avec rhume de cerveau, larmoiement, toux fréquente et sèche, etc. Ces accidents, qui ne permettent pas de reconnaître la maladie d'une manière précise, constituent la période d'incubation, dont la durée varie de cinq à dix jours, et qui quelquefois existe à peine.

Les paroxysmes ou quintes reviennent plus ou moins fréquemment, à des intervalles qui varient d'une demi-heure à trois ou quatre heures. Le froid et un repas copieux ont une grande influence sur leur retour.

Après trois ou quatre semaines, la coqueluche perd de son intensité, alors commence la période de déclin, dont la durée est quelquefois extrêmement longue.

La terminaison de la coqueluche est

ordinairement favorable quand elle n'a pas été trop intense, et lorsque l'enfant était bien portant. Mais, si elle survient pendant la dentition chez un enfant très-jeune, délicat, qui vient d'être sevré, que les accès en soient violents, c'est alors une maladie très-grave, et dont l'issue est fréquemment fatale. De plus, on observe pendant son cours des complications nombreuses, qui viennent encore ajouter aux cas de mort qui lui sont dus.

Il y a nécessité de confier aux soins assidus d'un médecin tout enfant atteint de la coqueluche, et cela dès le début, pour peu qu'elle offre de gravité. En général, les parents attachent trop peu d'importance à cette maladie.

Cette affection est une des plus rebelles aux ressources de l'art. Mais, s'il n'en peut guère abréger la durée, la négligence et l'oubli de ses préceptes ont une bien grande puissance pour la prolonger. N'est-ce rien d'ailleurs que de modérer les accidents, et de prévenir les complications?

La mère de famille devra donc se borner à garantir l'enfant du froid et de l'humidité; à le faire vivre au milieu d'une atmosphère toujours pure, dont la température soit douce et régulière; et enfin, à surveiller son régime, qui doit être doux et non échauffant. — Outre cela, elle ne peut se permettre d'employer que des infusions de violette, de mauve, de bouillon-blanc; des bains de pieds chauds matin et soir, et un léger cataplasme de farine de lin sur la poitrine pendant la nuit.

Rappelons en finissant que, chez les

sujets affaiblis, il n'est souvent pas de meilleur moyen de hâter la terminaison d'une coqueluche très prolongée que le changement de pays.

XVI. *Maladies du cerveau.* — Notre intention n'est pas de décrire ici les maladies cérébrales de l'enfance, mais seulement de dire quels sont les principaux symptômes qui doivent exciter la sollicitude des familles, et motiver l'appel immédiat du médecin.

Toutes les fois qu'on observera chez un enfant de l'appesantissement et de la somnolence pendant la veille, de la rougeur et de la sensibilité des yeux à la lumière, de l'exaltation dans les idées, un sommeil agité accompagné de délire et de cris, de la chaleur à la peau avec battements des artères du cou, enfin des nausées et des vomissements, aucun re-

tard n'est permis, si on veut que le médecin arrive à temps, pour combattre
efficacement une affection cérébrale.

Les maladies cérébrales, si communes chez les enfants des villes, si rares
chez ceux des campagnes, sont évidemment le résultat des mauvaises conditions hygiéniques dans lesquelles ceux-
là sont élevés.

Au premier rang il faut placer un régime alimentaire vicieux dans lequel entrent des viandes trop excitantes, du vin,
du cidre, du café et même des liqueurs.
Puis, viennent les excès de veille dans
des réunions bruyantes et animées, au
milieu de l'éclat des lumières; le défaut
d'un exercice suffisant en plein air; d'é-
paisses et longues chevelures qui fatiguent et échauffent la tête, et aux inconvénients desquelles une coiffure trop

chaude vient souvent ajouter encore; l'application soutenue et la fatigue prématurée de l'intelligence; le séjour au milieu de l'air corrompu et échauffé des écoles; le sommeil dans des pièces trop petites ou habitées par un trop grand nombre d'individus; l'usage d'oreillers de plumes, de couvertures trop chaudes, d'édredons, etc.

Ainsi donc, nous répétons que, s'il y a lieu de soupçonner une fièvre cérébrale, on doit sans nul retard réclamer les secours les plus éclairés. En les attendant, on donnera des boissons rafraîchissantes par petite quantité à la fois, on administrera un lavement, on fera prendre un bain de pieds, ou bien on appliquera des cataplasmes sinapisés aux extrémités inférieures; on tiendra la tête élevée; on aura soin qu'elle ne repose pas sur un oreiller trop chaud ; on placera l'enfant dans une chambre vaste, bien aérée, tranquille, à l'abri du bruit et d'une lumière trop vive ; on ne souffrira autour de lui aucune conversation, pas même à voix basse ; toutes les personnes qui ne seront pas rigoureusement nécessaires seront éloignées de sa chambre, etc.

XVII. *Convulsions.* — On donne le nom de convulsions à des contractions involontaires, et plus ou moins violentes, des muscles des diverses parties du corps, avec des alternatives de relâchement, revenant par accès d'une durée variable, et accompagnées ou non de perte de connaissance. Elles existent simultanément dans tous les muscles ou dans quelques-uns seulement d'entre eux ; elles offrent par conséquent les aspects les plus variés. Le même accès se compose souvent d'une série de petites crises, séparées par des intervalles de repos plus ou moins complet.

Elles peuvent naître des causes les plus diverses. Souvent elles dépendent de la dentition. Quelquefois tous les enfants de la même famille en sont successivement atteints, et elles paraissent tenir à des influences héréditaires. L'irritation de l'estomac, celle du cerveau et de la moelle épinière, les vers intestinaux, une alimentation trop excitante, des indigestions répétées, le lait d'une nourrice qui vient d'éprouver des émotions vives, un refroidissement subit, etc., peuvent aussi les causer.

En attendant l'arrivée du médecin, on débarrassera l'enfant de son bonnet, et on relâchera tous les liens qui peuvent le serrer ; on le placera dans un appartement frais, à l'abri du bruit et de toute lumière vive; on le tiendra de telle manière que sa tête soit élevée et ses pieds pendants; on lui fera prendre un bain de pieds chaud; on lui administrera un lavement, surtout s'il avait de la constipation; on pourra lui couvrir la tête d'un mouchoir trempé dans de l'eau froide; si on peut le faire boire, on lui donnera un peu d'infusion de tilleul et de feuilles d'oranger, ou d'eau sucrée dans laquelle on ajoutera de l'eau distillée de fleurs d'oranger; enfin, si ces moyens sont insuffisants et que le cas paraisse pressant, on lui appliquera des sangsues derrière les oreilles, en plus ou moins grand nombre, selon son âge et sa force, comme il a été dit à l'article croup.

XVIII. *Excoriations de la peau* (in-

tertrigo, érythème avec érosions et ulcérations). — La cause la plus ordinaire
des excoriations est la malpropreté, et
l'impardonnable négligence qu'appor-
tent certaines nourrices à changer les
langes et les paillassons imbibés d'urine.
On guérit facilement ces accidents à
l'aide d'une propreté extrême, et en
saupoudrant les petites plaies avec le
lycopode, ou la poudre d'aubier de chêne
passée au tamis de soie. Il faut en général éviter de faire usage d'aucun corps
gras, parce qu'ils rancissent très-vite,
et contractent une âcreté qui entretient
ou même aggrave le mal au lieu de le
guérir.

Ce n'est qu'avec une extrême réserve,
et d'après l'avis d'un médecin seulement, que l'on peut recourir à des
moyens plus actifs pour guérir ces ex-

coriations et l'écoulement dont elles deviennent le siége : une répercussion dangereuse peut en être la suite.

XIX. *Gourmes* ou *croûtes laiteuses.* — On appelle ainsi vulgairement l'*impetigo de la face* et celui du *cuir chevelu.* — Ce sont des pustules d'un blanc jaunâtre qui, en se rompant, laissént échapper un fluide qui se concrète et forme des croûtes jaunes demi-transparentes.

A la face, cette affection peut affecter les joues, les lèvres et les paupières ; celle qui occupe ce dernier siége est la plus grave, parce que souvent elle détermine des maladies de l'œil.

Lorsqu'elle occupe le cuir chevelu, la maladie prend le nom de *teigne muqueuse.*

Quelle que soit la forme qu'elles revêtent, les gourmes peuvent déterminer le gonflement inflammatoire des glandes du cou et leur suppuration.

Elles se manifestent aussi bien chez les sujets forts et vigoureux que chez ceux dont la constitution est chétive ou mauvaise. Mais, chez les sujets scrofuleux, leur gravité est plus grande et leur traitement plus difficile.

C'est un préjugé vulgaire fort enraciné qu'on ne peut guérir cette affection sans faire courir de grands risques à l'enfant. Il est certain non-seulement qu'on peut la guérir impunément, mais qu'il est fort convenable de le faire, pour prévenir les inflammations des oreilles, des yeux et des glandes du cou, qui en sont souvent le résultat. Mais on ne doit cependant agir qu'avec beaucoup de précautions.

Si la maladie occupe une surface étendue, on se gardera bien de la supprimer
brusquement et en totalité. Il est incontestable qu'on peut alors causer des
accidents graves et même mortels. On
ne doit la supprimer que peu à peu et
partiellement, tout en faisant prendre
des dépuratifs et des purgatifs. Il peut
même être convenable d'établir un vési-
catoire pendant quelques semaines.

Cette maladie tient souvent à ce que
le régime est composé de viandes échauffantes ou d'aliments âcres et irritants.
Dans ces cas, on obtient la guérison en
régularisant le régime, en remplaçant
les aliments nuisibles par du lait, des
substances végétales, etc.

Si l'affection est de nature scrofuleuse, il faut s'attendre à la trouver re-
belle, éviter de la faire disparaître tout

d'un coup, et n'espérer la voir guérir d'une manière définitive que par un traitement antiscrofuleux bien entendu et persévérant.

Dans les cas ordinaires, il suffit d'une propreté locale extrême, de bains et de lotions d'eau de son ou de guimauve, de purgations assez fréquentes, et de trois tasses par jour d'infusion de feuilles de pensée sauvage, soit dans de l'eau, soit dans du lait.

XX. *Rougeole.* — Cette maladie, qui est contagieuse et épidémique, est précédée, pendant trois ou quatre jours, d'une fièvre dont l'intensité varie, et qui est accompagnée de maux de tête, d'envies de vomir, de lassitudes avec tuméfaction du visage, larmoiement des yeux sous l'influence de la lumière, toux fréquente, etc. A ces symptômes on peut soupçonner l'invasion prochaine de la rougeole.

Les taches de la rougeole se montrent d'abord au front, puis à la face, au cou, et elles ne gagnent les membres qu'en dernier lieu. Chaque jour on voit de nouvelles taches paraître, à mesure que pâlissent celles qui s'étaient montrées la veille. Après quatre jours de durée, la fièvre et les principaux accidents disparaissent, et les taches sont remplacées par des espèces d'écailles farineuses que le moindre frottement détache de la peau.

C'est le moment où il arrive le plus d'accidents, parce qu'on croit alors pouvoir s'abstenir de précautions, qui sont au contraire plus nécessaires que jamais.

Pendant la rougeole, il s'agit surtout

de favoriser l'éruption, et de préserver la peau de la moindre impression du froid, parce qu'il fait facilement disparaître l'éruption, et qu'il en résulte des accidents d'une gravité extrême et souvent mortels.

On maintiendra donc le malade au milieu d'une atmosphère douce et dans un lit convenablement couvert, en évitant toutefois de le surcharger de couvertures et de le tenir trop chaudement. Pendant toute la durée de la rougeole, on ne doit ni sortir les enfants de leur lit, ni les asseoir sur une chaise pendant qu'on l'arrange, ni les placer sur le bassin en laissant leurs pieds nus sur le parquet, ni les changer de linge, même en le chauffant, ni les laver, quoique avec de l'eau tiède. Il faut aussi s'abstenir de leur donner des lavements,

La convalescence de la rougeole exige les plus grandes précautions, surtout si l'air est humide et froid. Il n'est rien de plus ordinaire que de voir survenir des accidents graves, pendant la convalescence d'une rougeole dont la marche a été des plus simples. On doit garder la chambre longtemps, et ne sortir que sur l'avis du médecin.

Pendant tout le temps que dure la fièvre, le malade doit être tenu à une diète rigoureuse ; les boissons seront les infusions de violette, de guimauve, etc. On aura soin de préserver les yeux de l'action du feu et d'une lumière vive, etc. Un médecin seul peut régler le traitement de cette maladie, qui mérite plus d'attention qu'on ne lui en accorde ordinairement.

XXI. *Scarlatine.* — C'est une maladie extrêmement insidieuse, et qui, sous des apparences bénignes, cache souvent les plus grands dangers. Comme la rougeole, elle est épidémique ; comme elle encore, elle est contagieuse, mais à un bien plus haut degré, surtout parmi les nombreuses réunions d'enfants. La mortalité des épidémies de scarlatine est toujours bien plus grande que celle des épidémies de rougeole.

Les soins que doivent prendre les familles sont les mêmes que dans la rougeole, et ils doivent être encore plus rigoureux, s'il est possible.

Le caractère le plus propre à distinguer la scarlatine de la rougeole, c'est la coloration plus foncée de l'éruption ; la présence d'un mal de gorge, l'aspect violacé de la langue dès le début, l'absence de larmoiement et de coryza, sont encore des signes qui peuvent servir à différencier ces deux maladies.

XXII. *Petite vérole et vaccine.* — Depuis la découverte de la vaccine, la petite vérole doit être presque entièrement rayée du cadre des maladies de l'enfance.

La petite vérole est une fièvre éruptive contagieuse, caractérisée par des boutons qui se reconnaissent à la dépression qu'ils offrent à leur centre ; ils contiennent un liquide d'abord transparent, qui peu à peu est troublé par du pus qui finit par le colorer en jaune. Cette éruption n'est pas susceptible de disparaître par le froid comme celle de la rougeole : aussi, sous ce rapport, la petite vérole demande-t-elle beaucoup moins de précautions. Il importe même ici, pour calmer la fièvre et modérer les

accidents, de soumettre le malade à l'action d'un air frais et de le renouveler
fréquemment, afin de dissiper les mias-
mes délétères qui à chaque instant se dé-
gagent des malades, et qui suffisent seuls
pour transformer la variole la plus bé-
nigne en variole maligne. Ainsi, il devra
n'être pas couvert plus chaudement que
d'habitude, on pourra le lever pour
faire son lit et le changer de linge; et
on lui donnera des boissons fraîches,
relâchantes et tempérantes.

Ici, bien plus encore que dans la
rougeole et la scarlatine, on ne doit
pas chercher à hâter l'éruption par des
boissons chaudes et d'une nature excitante. Cette pernicieuse pratique est
plutôt propre à la retarder qu'à la hâter, et son résultat le plus ordinaire
est d'imprimer aux maladies un mau-

vais caractère et d'amener une issue funeste.

Tout en nous bornant à quelques mots touchant la petite vérole, n'oublions cependant pas de rappeler que les médecins de nos jours ont trouvé dans l'emplâtre de Vigo *cum hydrargyro*, dans l'onguent napolitain et dans diverses espèces de pommades hydrargyriques des moyens efficaces d'empêcher la variole de laisser des traces, lorsqu'ils peuvent être employés à temps. Non-seulement ils sont inoffensifs, mais encore ils préviennent et modèrent les accidents, et ils calment les malades.

La petite vérole est rare depuis la naissance jusqu'à six mois; il n'y a donc pas urgence de vacciner les enfants dans les premiers temps de la vie. On doit même, autant que possible, ne pas vacciner avant six semaines, parce que jusque là la peau des enfants n'offre pas une organisation assez parfaite pour qu'on puisse beaucoup compter sur l'efficacité préservative du vaccin. Cependant, en présence d'une épidémie de variole, il faut vacciner tous les en-fants, quel que soit leur âge. En temps ordinaire, il est convenable d'attendre le printemps ou l'automne, en évitant l'excès de la chaleur et du froid.

On doit choisir le moment où le tra-vail de la dentition ne fait pas sentir son influence.

Pendant les trois premiers jours qui suivent la vaccination, on ne remarque aucun changement à l'endroit des piqû-res. A partir du quatrième jour, les pustules se développent, et vers le hui-tième jour elles offrent un bouton de trois à quatre lignes de circonférence, de forme aplatie, constamment déprimé dans son centre, et rempli d'une lymphe aqueuse qui, à dater du neuvième jour, commence à se troubler et à devenir jaunâtre. C'est alors que, la chaleur de la peau et un peu de lassitude dénotent un petit mouvement de fièvre. Chez les adultes, la fièvre est quelquefois plus forte. Du neuvième au onzième jour, un cercle inflammatoire beaucoup plus étendu environne les pustules. Elles se dessèchent alors, et les croûtes ne tardent pas à tomber.

C'est le huitième jour, et au plus tard le neuvième, alors qu'il possède toute sa transparence, que le fluide vaccin est propre à l'inoculation.

La marche de la fausse vaccine est beaucoup plus prompte : la pustule apparaît trois ou quatre jours après l'inoculation, et en huit jours tout a disparu.

La vaccination n'exige aucun traitement. Seulement, du septième au neuvième jour, il est prudent de faire garder la chambre aux enfants et d'éviter le froid. Après la dessication des pustules, il est quelquefois à propos de faire prendre un léger purgatif.

XXIII. *Des accidents les plus ordinaires auxquels les enfants sont exposés.* — Les mères se trouvent souvent embarrassées sur le traitement des petits accidents auxquels les enfants sont chaque jour exposés, tels que chutes, contusions, brûlures, etc. Nous avons donc cru qu'il serait utile de donner ici quelques avis à ce sujet.

1° La plupart des *chutes* que les enfants font de leur propre hauteur ne

causent aucun accident digne d'atten-
.tion. Le plus important est d'éviter de
rendre l'enfant pusillanime en l'effrayant
ou le plaignant outre mesure. Il faut
donc s'occuper très-peu de lui et le ren-
voyer à ses jeux, après s'être assuré
toutefois qu'il n'y a rien de sérieux. S'il
y a une contusion un peu forte, on y
appliquera une compresse pliée en six
ou huit doubles, et trempée dans de
l'eau froide. Si c'était une écorchure
capable de déterminer une cuisson assez
vive, au lieu de mouiller la compresse,
on l'enduirait de cérat, de beurre frais
ou d'huile d'olive.

Si, le plus souvent, les chutes et contusions sont sans gravité, elles peuvent
aussi quelquefois en avoir une très-
grande, et pour cette raison il importe
que les nourrices et les bonnes rendent

aux parents un compte fidèle de tout ce qui arrive aux enfants, pendant qu'ils sont confiés à leurs soins.

2° Les *coupures* que se font les enfants avec les couteaux et les ciseaux, dont il est presque impossible de les empêcher de s'emparer, sont presque toujours sans importance. Les parents doivent ne pas s'effrayer d'un peu de sang, et habituer leurs enfants à le regarder sans trouble.

Tous les soins à prendre en pareil cas consistent à laver la petite plaie avec de l'eau fraiche, à l'essuyer doucement, et à en maintenir les bords rapprochés avec un petit morceau de taffetas d'Angleterre.

3° Les *brûlures* sont de tous les accidents des enfants ceux qui offrent le plus souvent de la gravité; aussi ne saurait-on prendre trop de précautions pour les en préserver. Les brûlures causent toujours une douleur vive. Superficielles, mais étendues, elles peuvent offrir beaucoup de danger, tout aussi bien que lorsqu'elles ont pénétré profondément. Si elles réunissent la profondeur et l'étendue, elles rentrent dans la catégorie des accidents les plus graves et elles sont ordinairement mortelles.

On peut employer contre les brûlures un grand nombre de moyens différents. Ceux qui méritent la préférence sont l'eau froide et la ouate de coton. Si on plonge dans de l'eau à 15° la partie qui vient d'être le siége d'une brûlure, on fait cesser les douleurs qui disparaissent instantanément. Après l'eau froide, il n'est pas de meilleur remède contre les brûlures que le coton cardé. On ouvre la ouate, on enveloppe toute la partie brûlée, sans aucune préparation, et on laisse à demeure, sans renouveler ce pansement, jusqu'à cicatrisation parfaite.

4° Il n'est pas rare de voir survenir chez les enfants des *saignements de nez* difficiles à arrêter, et qui vont quelquefois jusqu'à produire la syncope.

Il faut, dans ce cas, appliquer sur le front et sur la tête des compresses ou des serviettes trempées dans de l'eau froide. En même temps, on donne un bain de pieds chaud ; on fait tenir les bras élevés, et on pratique dans les fosses nasales des injections d'eau froide vinaigrée.

Enfin, comme cet accident est souvent lié à de la pléthore, il peut y avoir lieu de rendre moins substantiel le régime alimentaire des enfants.

5° Les *entorses* ou tiraillements violents des ligaments et des tendons qui environnent une articulation, et les *luxations* ou déplacements des os dans les jointures, nécessitent en général la présence du médecin. En attendant son arrivée, il n'est rien de plus convenable que de plonger dans l'eau froide la partie malade, ou de l'envelopper de serviettes imbibées d'eau, et que l'on renouvelle assez souvent pour qu'elles n'aient jamais le temps de s'échauffer. Ces accidents doivent toujours être soignés avec sollicitude, parce qu'ils peuvent amener dans les articulations des maladies incurables, qui, plus tard, nécessitent l'amputation.

Dans les fractures, il faut placer le blessé sur un lit, éviter toute espèce de mouvement du membre, et le couvrir de compresses trempées dans l'eau froide.

S'il y avait quelque blessure qui donnât lieu à un abondant écoulement de sang, il faudrait l'arrêter en exerçant la compression avec les doigts, ou en serrant autour du membre un mouchoir plié en cravate.

6° Les *applications de sangsues* donnent quelquefois lieu, chez les enfants, à un *écoulement de sang difficile à arrêter* et qui peut devenir fatal. Lorsque l'agaric, le linge brûlé et l'alun sont insuffisants, il faut exercer avec le doigt, sur la piqûre, une compression permanente, en attendant l'arrivée du médecin, qu'on doit envoyer chercher sans retard.

FIN.

TABLE

PAR ORDRE DE MATIÈRES

DEUXIÈME PARTIE.

L'ÉDUCATION PHYSIQUE DES ENFANTS, DEPUIS LA NAISSANCE JUSQU'APRÈS LE SEVRAGE.

TROISIÈME PARTIE.

QUATRIÈME PARTIE.

TABLE

PAR ORDRE ALPHABÉTIQUE

—————

PARIS. — IMP. SIMON RAÇON ET Cᵉ, RUE D'ERFURTH, 1.